Marc Chagall · Klaus Mayer

TRAUMBILDER

Marc Chagall · Klaus Mayer

TRAUMBILDER

echter

Die Deutsche Bibliothek – CIP-Einheitsaufnahme

Marc Chagall / Klaus Mayer: Traumbilder
Würzburg: Echter, 1997
ISBN 3-429-01905-2
NE: Chagall, Marc [Ill.]

1997 Echter Verlag Würzburg

Umschlag: Mirko Talat-Gülman
Gesamtherstellung: Echter Verlag Würzburg
ISBN 3-429-01905-2

MARC CHAGALL
der dem Leben
in seiner Kunst nachträumte
und Frau VAVA
in Herzlichkeit

VERZEICHNIS DER GRAFIKEN DES ZYKLUS »SONGES«

Die Kupferplatten wurden radiert von Marc Chagall in seinem Atelier in Saint-Paul-de-Vence 1978 bis 1980.

1	Le Musicien au village	Der Musiker im Dorf
2	Louanges	Lobpreis
3	Le Retour de l'enfant prodigue	Heimkehr des verlorenen Sohnes
4	Le Repas	Das Mahl
5	Le Violiniste	Der Geiger
6	La Paix du soir	Abendfriede
7	Musique	Musik
8	Inspiration	Eingebung
9	Tendresse	Zärtlichkeit
10	Le Chevalet	Die Staffelei
11	Le Peintre	Der Maler
12	Le Couple	Das Paar
13	Portrait au bouquet	Porträt mit Blumenstrauß
14	Souvenir de Paris	Erinnerung an Paris
15	La Femme-Oiseau	Die Vogelfrau
16	La Vie	Das Leben
17	La Tour Eiffel	Der Eiffelturm
18	Moïse	Mose
19	La Thora rouge	Die rote Tora
20	Le Village et Paris	Das Dorf und Paris

INHALT

Der Musiker im Dorf	16
Lobpreis	20
Heimkehr des verlorenen Sohnes	24
Das Mahl	28
Der Geiger	32
Abendfriede	36
Musik	40
Eingebung	44
Zärtlichkeit	48
Die Staffelei	52
Der Maler	56
Das Paar	60
Porträt mit Blumenstrauß	64
Erinnerung an Paris	68
Die Vogelfrau	72
Das Leben	76
Der Eiffelturm	80
Mose	84
Die rote Tora	88
Das Dorf und Paris	92

ICH BEWOHNE MEIN LEBEN

In meinen Bildern
habe ich meine Liebe verborgen
ich bewohne mein Leben
wie der Baum den Wald

Wer hört meine Stimme
Wer nimmt mein Gesicht wahr
vergraben im Licht des Mondes

Wie ein Toter von vor tausend Jahren
Meine Mutter hat mir ein Geschenk gemacht
Es strahlt in meinem Körper

Ich öffne nicht den Mund
damit mein Herz nicht entweicht
und ich nicht wehklage
wie ein Vogel in der Nacht

In meinen Bildern
habe ich meine Liebe gemalt
Die Engel sehen sie
und die Verlobten die nicht
unter den Hochzeitshimmel gegangen sind

Der Duft einer Blume
zündet die Kerzen an
in Blau erwacht
der Tag meiner Geburt

Meine Träume habe ich
auf den Wolken verborgen
Meine Seufzer
fliegen mit den Vögeln

Ich sehe mich unbeweglich und im Gehen
Ich löse mich auf
vor dem Feuer das von der Welt kommt
Meine Liebe ist wie Wasser
versprengt in die vier Himmelsrichtungen

Hinter mir gehen meine Bilder

MARC CHAGALL

Einführung

»Wir werden sehen, was aus seinen Träumen wird« (Gen 37,20). Mit diesen mißgünstigen Worten empfingen die Söhne Jakobs ihren Bruder Josef. Sie haßten ihn ob seiner Träume und taten ihm Böses. Die Träume Josefs indes bewahrheiteten sich und retteten vielen, auch dem Vater Jakob und den Brüdern, das Leben.

Träume werden auch heute noch oft abgetan mit dem Spruch »Träume sind Schäume«. Träumer werden nicht ernst genommen. Der berühmte Arzt Paracelsus (1493–1541) dachte da ganz anders: »Was der Traum zeigt, ist der Schatten dessen, was an Weisheit im Menschen vorhanden ist, selbst wenn er im Wachzustand nichts davon wissen will ... Wir wissen nichts davon, weil wir unsere Zeit mit äußerlichen und vergänglichen Dingen vertrödeln und dem, was in uns real ist, keine Aufmerksamkeit schenken.« Die amerikanische Traumforscherin Ann Faraday zitiert dieses Wort in ihrem Buch »Deine Träume – Schlüssel zur Selbsterkenntnis« (Fischer 1995). Sie selbst nennt Träume »Gedanken des Herzens«. Im Zeitalter der Psychoanalyse ist die Einsicht gewachsen, daß die Welt Träume braucht, Menschsein ohne Träume verarmt. Zur Lösung der weltweiten Probleme unserer Tage wird der Ruf nach Menschen, die Träume und Visionen haben, immer lauter.

Damit nähert sich die moderne Psychologie wieder der Bibel, in der vielerorts von Träumen berichtet wird. Gott bediente sich nicht selten der Träume im Gespräch mit uns Menschen. In biblischer Sicht gehören Träume zur Lebenswirklichkeit des Menschen.

Marc Chagall hat Träume. Sein Schaffen besitzt eine träumerische Komponente. Wachzustand und Traumzustand schließen sich nicht aus, sondern sind unlösbar ineinander verwoben. Er sagt: »Unsere innere Welt ist Wirklichkeit, noch realer als die sichtbare.« Und weil die innere und die äußere Welt zusammengehören, wird sein Schaffen von beiden Wirklichkeiten gespeist, wie dies in seinem Wort anklingt: »Ich bin ein Maler, gestatten Sie mir den Ausdruck, ich bin ein bewußt – unbewußter Maler.«

Marc Chagall weiß um seine Traumbegabtheit: »Meine Träume habe ich auf den Wolken verborgen«, wie er in dem Gedicht sagt, das er dem Grafikzyklus »Songes« vorangestellt hat. Und aus seinem Umgang mit der Bibel und ihrer Umsetzung in seiner Kunst rührt das Wort: »Ich sah die Bibel nicht, ich träumte sie.«

Diese träumerische Komponente finden wir jedoch nicht nur in den Werken Chagalls, die der biblischen Botschaft gewidmet sind, sondern in seinem gesamten Kunstschaffen. Träumen ist eine Weise unmittelbaren Erlebens: »Ist die Malerei denn etwas anderes als der Widerschein unseres inneren Ichs?«

Deshalb verwundert es keineswegs, daß sich Marc Chagall 1981, im 94. Lebensjahr stehend, nach Vollendung der Radierungen zu den Psalmen 1978/79, seinen Träumen zuwandte. Er schuf einen Zyklus

von 20 Radierungen, die er in der Aquatinta-Technik kolorierte. Sie erschienen unter dem Titel »Songes« in den Éditions Gérald Cramer, Genf 1981. Die Radierungen 1 bis 19 sind hochformatig (310:240 mm), während Blatt 20 Breitformat (240:360 mm) besitzt. Erschienen sind 50 Exemplare des Zyklus mit den Nummern 1/50 bis 50/50, dazu 10 Exemplare mit römischen Ziffern I/X bis X/X. Gedruckt wurde auf Papier »Vélin de Rives«. Nach Vollendung wurden die Kupferplatten, wie üblich, unbrauchbar gemacht.
Marc Chagall hat seine »Traumbilder« in der Technik der Radierung geschaffen. Bei der Radierung wird eine Kupferplatte mit Ätzgrund oder Deckfirnis überzogen. Mit der Radiernadel werden die Linien der Zeichnung so in den Ätzgrund eingegraben, daß die Nadel die wachsartige Deckschicht durchdringt und das Metall freilegt. Stufenweise und sehr behutsam wird dann mit Salpetersäure oder Eisenchlorid die Zeichnung in die Kupferplatte geätzt. Ähnlich dem Zeichnen mit weichem Bleistift ist feinste Nuancierung möglich. Während die Linien radiert sind, ist die flächenhafte Kolorierung mittels Ätzung in Aquatinta-Technik erreicht. Dies geschieht in Verbindung mit Wasserfarben im sogenannten Aussprengverfahren. Es ist besonders geeignet, Faksimile von Aquarellen oder Farbzeichnungen herzustellen (vgl. Walter Koschatzky: Die Kunst der Graphik, München 1986).
Es sind im wesentlichen vier Farben, die über die Zeichnung, das Schwarz-Weiß der Radierung hinaus Sinnesempfindungen wecken, wichtige Lebensbezüge ansprechen. Grün ist die Farbe der Vegetation und Lebenskraft. Rot, die Farbe des Blutes, kündet zugleich von Leidenschaft und Liebe. Blau, die Farbe des Himmels, der Transzendenz, weist über sich hinaus in das Geheimnis Gottes hinein. Gelb, die Farbe des Lichts, läßt göttliche Einstrahlung empfinden.
Armick Ehrenström schreibt zur Entstehungsgeschichte der »Songes« im Katalog zur Ausstellung »Marc Chagall – Gérald Cramer, Treinte ans de travail et d'amitié« im Nationalmuseum der Biblischen Botschaft Marc Chagall in Nizza, 11. April bis 15. Juni 1992: »Gérald Cramer hätte gerne nach den Poèmes das übrige literarische Werk Chagalls herausgegeben, insbesondere eine Folge, die der Künstler seiner Autobiographie beigeben wollte, die ›Mein Leben II‹ genannt worden wäre. Diese Texte haben leider nie das Licht der Welt erblickt, doch sind die Radierungen, die sie illustrieren sollten, 1981 unter dem Titel ›Songes‹ veröffentlicht.«
Ob es sich bei diesen »Träumen« des Malers um nächtliche Träume, Tagträume oder Traumvisionen handelt, ist nicht entscheidend. Wesentlich erscheint mir aber, daß er sie gegen Ende seines Lebens schuf, sozusagen als Vermächtnis, Traumbotschaft an uns.
Träume sind immer etwas sehr Persönliches, Intimes. Sie haben immer etwas mit dem Innersten des Träumenden zu tun, gehen aus dem hervor, was bewegt und bedrückt. So ist das auch mit den Träumen von Marc Chagall.
Seine »Gedanken des Herzens« wandern nach Hause in den Geburtsort Witebsk, nach Paris, kreisen um seine Kunst und nicht zuletzt um

die beiden Ehefrauen, Bella (1915–1944) und Vava (1952–1993), die in seinem Leben eine so große Rolle spielten. Seiner Frau Vava ist denn auch der Zyklus »Songes« gewidmet: »Dédié à Vava, ma femme«. Seine Träume führten ihn auch zu dem Schrecklichen, Krieg und Verfolgung, die er erlebte, weit mehr aber zu dem Guten und Schönen, wozu die Welt einlädt. Leben, irdisches wie überirdisches, und Liebe gehören zu den immer wiederkehrenden Themen, wie im Gedicht ausgesprochen: »In meinen Bildern habe ich meine Liebe verborgen« und »In meinen Bildern habe ich meine Liebe gemalt.«

Für Marc Chagall ist die Liebe Leitmotiv seines Lebens und Schaffens: »Man tut nichts, wenn man nicht liebt.« Auf sie setzt er seine Hoffnung: »In jeglicher Hinsicht kann die Welt nur gerettet werden durch die Liebe. Ohne Liebe wird sie nach und nach sterben.« Deshalb seine Kunstauffassung: »Mein Traum war, daß die Wirksamkeit der Kunst von der Liebe bestimmt sei.«

Auffallend und charakteristisch ist, daß der Künstler nie bei dem Innerweltlichen stehen bleibt. Sein Weltbild der Bibel läßt das nicht zu. Mag auch das Bildmotiv vielen als nur weltlich, irdisch erscheinen, bei Chagall ist es eingebettet in die eine Welt Gottes. Von seinem biblischen Weltbild her sieht er das Himmlische im Irdischen, das Geistige im Leiblichen, das Heilige im Alltäglichen. Seinem biblischen Weltbild entsprechend weisen alle Schöpfungs- und Lebensbereiche über sich hinaus auf den Schöpfer, die Quelle allen Lebens. Der Künstler versteht dies in seinen Bildern zu veranschaulichen.

Schon 1914 erkannte der französische Dichter Guillaume Appolinaire: »Bei Chagall ist das Übernatürliche natürlich.« Und als Pater Marie-Alain Couturier Marc Chagall für Fenster in der Taufkapelle der Dominikaner auf dem Plateau d'Assy zu gewinnen suchte, ließ er ihm volle Freiheit: »Sie können einen Blumenstrauß malen. Auch er wird religiös sein« (berichtet von I. Vogelsanger-de Roche).

Seinem Weltbild entsprechend malt Marc Chagall nicht realistisch, naturalistisch, surrealistisch, sondern supranatural. Stets ist es sein Anliegen, das Übernatürliche im Natürlichen, das Geistige im Leiblichen, das Hinter- und Übergründige im Vordergründigen sichtbar zu machen, und damit die eine Welt Gottes zu verkünden, die Aufspaltung in Sakral und Profan, Irdisches und Göttliches, Seele und Leib, Mann und Frau, und daraus konstruierte Gegensätzlichkeit nicht kennt. Deshalb ist es für Chagall auch kein Problem, religiöse Bildelemente in nicht biblische Motive zu übernehmen, wenn dies der Aussage dient.

Sind schon Träume nicht leicht zu entschlüsseln, so sind es die supranatural gemalten Traumbilder von Marc Chagall erst recht nicht. Manche Bildelemente springen ins Auge, andere sind so klein gemalt, daß sie leicht übersehen werden. Wieder andere sind nur angedeutet und zuweilen kaum auszumachen. Die einzelnen Bildelemente aber sind wichtig zu tieferem Verständnis des Ganzen und ebenso bedeutsam in ihrem Zusammenspiel.

Man muß schon ein wenig die Quellen kennen, aus denen der Künstler schöpft, sein Weltbild, aus dem er lebt, seine Ausdrucksformen,

derer er sich bedient, seine prophetische, mystische Begabtheit und möglichst auch Leben und Persönlichkeit des Malers, um das zunächst Rätselhafte in langem Verweilen zu erschließen.
Marc Chagall war 94 Jahre alt, als er 1981 seinen Traumzyklus vollendete. Überraschend ist, wie jung er geblieben war in seinem Denken, Lieben, Schaffen. Selbst in hohem Alter hat er sich als junger Mann gemalt. Das entsprach seinem Lebensgefühl. Er blieb innerlich jung, selbst dann noch, als seine physischen Kräfte abnahmen. Vielleicht war das sein größtes Leid in den letzten Monaten seines Lebens, daß er noch so viele Bilder in sich trug, aber nicht mehr die physische Kraft besaß, ihnen Gestalt zu geben. Noch am Sterbetag, dem 28. März 1985, hat er gearbeitet. In der letzten Zeit waren es Zeichnungen und Grafiken, die er sitzend schaffen konnte.
Warum ich den grafischen Zyklus der »Songes« zur Interpretation ausgewählt habe? Weil dieser Zyklus ob der geringen Anzahl von nur 60 Exemplaren weithin unbekannt ist. Durch die Reproduktion wird in diesem Buch der Zyklus der Vergessenheit entrissen und Chagallfreunden zugängig.
Bisher hatte ich fast ausschließlich zu biblischen Motiven des Malers geschrieben, jetzt wollte ich bewußt zu nichtbiblischen schreiben, um damit aufzuzeigen, daß alle seine Kunstwerke hintergründig, transparent, offen auf Gott hin, letztlich religiös sind.
Bei allem Chaotischen in unserer Welt ist es wichtig, daß uns der Blick für Gottes schöne Welt nicht geraubt wird und wir nicht der Resignation verfallen. Marc Chagall malt die Schönheit der uns anvertrauten Schöpfung, zeigt uns in seinen Bildern, wie schön das Leben ist und sein kann, wenn wir uns den Quellen öffnen. Er ermuntert uns, es ihm nachzutun: »Da alles Leben unaufhaltsam seinem Ende zufließt, sollen wir es, solange wir leben, mit den uns eigenen Farben der Liebe und der Hoffnung malen.« Marc Chagall ist der Maler der Liebe und der Hoffnung.
Mit diesem Buch möchte ich erneut meine Dankbarkeit gegenüber Marc und Vava Chagall zum Ausdruck bringen. Anläßlich des 95. Geburtstages des Malers am 7. Juli 1982 haben mich beide gebeten, nicht nur zu den Kirchenfenstern des Künstlers in Mainz, sondern auch über andere Kunstwerke von ihm zu schreiben. Dieses Buch »Traumbilder« will Gabe an Marc und Vava Chagall sein im Jahr des 110. Geburtstages des Malers.
Die Blätter der »Songes« zu beschreiben, war eine Herausforderung. Gab es bei biblischen Motiven immer entsprechende Texte der Bibel, auf die das einzelne Bild Bezug nahm, so gibt es zu den Traumbildern – außer dem vorangestellten Gedicht – keinerlei begleitenden Text. Das erschwerte die Aufgabe der Hinführung und versuchter Interpretation. Ich hoffe dennoch, den Beschauern und Lesern einen bescheidenen Dienst zu tun.
Dankbar bin ich Marc Chagall, der uns mit seinen »Träumen« beschenkt, beglückt, innerlich und äußerlich bereichert. Über seinen Tod hinaus erfreut und ermutigt er zahllose Menschen mit seinen

Kunstwerken. Zugleich danke ich Vava, seiner Frau, die Marc liebend begleitet und umsorgt hat, so daß er seiner großen Kunst leben konnte.
Mein Dank gilt Gérald Cramer, dem Galeristen und Verleger in Genf, der in freundschaftlicher Verbundenheit fachkundig mit Marc Chagall zusammenarbeitete und viel zur Verlegung dieses Zyklus beigetragen hat. Eingeschlossen ist der Dank an Frau Ynès und Sohn Patrick, der freundlich und hilfsbereit die Originale für die Schaffung der Reproduktionsunterlagen zur Verfügung stellte.
Mein Dank gilt dem Echter Verlag Würzburg mit Verlagsleiter Thomas Häußner. Mühe und Investitionen wurden nicht gescheut, um dieses Buch in der Qualität der Reproduktionen und der Ausstattung den bisher bei Echter erschienenen Chagall-Bildbänden anzugliedern. Besonderer Dank gebührt meiner Lektorin, Frau Elisabet Petersen, die einfühlsam, behutsam, kritisch und engagiert mein Schaffen begleitete und das Gedicht von Marc Chagall ins Deutsche übersetzte. Und ebenso danke ich Frau Anne-Marie Seelig, die zu Hause für das dem Schreiben günstige Umfeld sorgte und bei dem Korrekturlesen mitgeholfen hat.
Am meisten aber danke ich dem Gott der Väter für Marc Chagall und seine große Kunst. Dazu schließe ich mich dem Dank des Malers an, der ihn in einem seiner Gebete in die Worte faßt:

»Ich darf dem Leben in meiner Kunst nachträumen,
weil Du auf den Weg schaust,
weil Deine Liebe mich umhüllt.«

DER MUSIKER IM DORF

Le musicien au village

Nacht bricht herein im Dunkel der rechten oberen Bildecke, das auf den Bildrand übergreift. Der Mond, das Nachtgestirn, ist aufgegangen, erhellt mit seinem milden Schein die Finsternis. Und wenn zur Nachtzeit Licht im Haus vonnöten ist, bedarf es einer Leuchte, ähnlich jener Hängelampe, die dem Künstler vom Zuhause seiner Kindheit so vertraut ist.

Nacht umfängt den Mann in der Bildmitte. Finsternis fällt auf ihn, breitet sich über ihn wie eine schwarze Decke, ein auf ihm lastendes Dach, das zugleich an eine bedrohliche Felswand hinter ihm denken läßt. So etwa ist es, wenn Schlaf sich des Menschen bemächtigt, ihn umnachtet, wenn Träume ihn überfallen.

Sonderbar, wie dieser Mann gemalt ist! Er liegt nicht, obschon es um ihn Nacht ist. Er sitzt nicht auf der grob gezimmerten Bank, obschon sie dazu einlädt. Unschlüssig steht er da, die Violine unter dem Arm, als sei er dem nächtlichen Geschehen um ihn preisgegeben.

Geht es im Bild wirklich nur um den Dorfmusikanten, den Marc Chagall zu Hause oft erlebt hat? Bei freudigen und traurigen Anlässen war er zugegen, etwa bei Geburt, Hochzeit und Tod. Oder ist hier Traumzustand gemalt, in dem – wenngleich und weil im Schlaf – die Kräfte des Verstandes und die Regungen des Herzens, anklingend in der Violine, so rege und lebendig sein können, als ginge es um unmittelbar erfahrene Wirklichkeit. Der träumende Mensch, der schlafend Traumwelt erlebt, ist von Chagall im Violinisten gemalt.

Dafür spricht ein weiteres Bildelement. Nahe dem unteren Bildrand sehen wir recht unvermittelt ein Fenster. Beide Flügel sind nach außen, zum Beschauer hin geöffnet. Das Fensterkreuz bleibt davon unberührt. Von draußen schauen wir durch die Fensteröffnung in das Interieur, sehen ein Gesicht im Innern. So ist das mit dem Träumen. Was da im Traum sich abspielt, ist nicht Geschehen in der Außenwelt. Im Träumen schaut der Mensch wie durch ein Fenster von draußen in sich hinein. Traumgeschehen ereignet sich im Innern, auch wenn drinnen als draußen wahrgenommen wird.

Träume gibt es nicht nur im Schlaf. Wir können auch mit offenen Augen träumen. Die Mutter mit dem Kind auf dem Arm träumt von ihm, seiner näheren und ferneren Zukunft. Und Kinder besitzen ohnehin eine sehr lebendige Traumwelt. Der Maler mit der Staffelei am linken Bildrand muß träumen, zumal wenn er Träume in Bilder umsetzen, malen will. Schauend ist sein Blick dem Traumgeschehen zugewandt. Auch der Liebe ist das Träumerische zugehörig, wie dem Liebespaar in der rechten unteren Bildecke. Aneinander geschmiegt genießt es sein Liebesglück in durch den Palisadenzaun geschützter Intimität. Für uns ist es wichtig, Träume zu haben. Der Mensch braucht Träume.

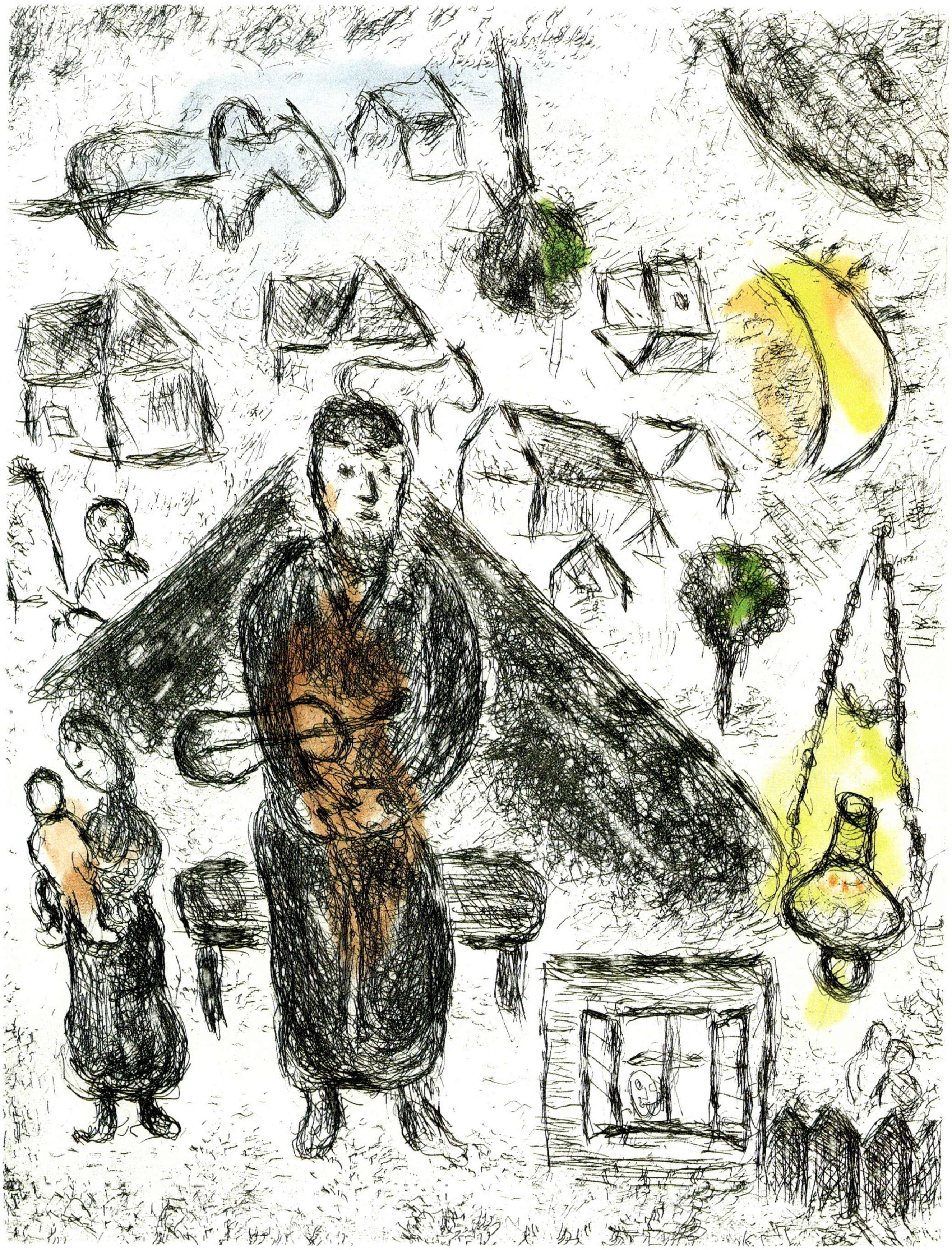

Zur Traumwelt gehört ebenso, daß Nacht und Tag gleichzeitig miteinander bestehen können. So ist es in unserer Grafik trotz der nächtlichen Bildelemente zugleich heller Tag.
Der erste von zwanzig gemalten Träumen führt den Künstler nach Hause. Wie oft hat er als Ältester von neun Geschwistern seine Mutter mit dem Jüngsten auf dem Arm erlebt. Da sind die kleinen, windschiefen Häuser im Stetl, dem Viertel der weniger begüterten jüdischen Bewohner. Und daß es um Traumwelt geht, das wird durch das auf dem Kopf stehende Haus und den nach unten wachsenden Baum noch zusätzlich verstärkt. Dazu paßt auch die Bank, auf der sich so gut ruhen, rasten, träumen läßt. Die Haustiere gehören ebenso zum Leben im Stetl: das Pferd mit Joch und Deichsel, eingespannt, um Lasten zu ziehen, und unterhalb der Esel.
Im Traum können auch verschiedene Jahreszeiten nebeneinander bestehen. Trotz des Wintermantels des Geigers und verschneit wirkender Landschaft, finden sich im Bild zugleich grünende Bäume. Nicht winterlich gekleidet sind das Kind, der Maler und das Liebespaar.
Da bleiben die Farben, mit denen Marc Chagall die Grafik koloriert hat. Wir sehen blauen Himmel trotz und zusammen mit finsterer Nacht, der in ihm eigener Transparenz zusätzliche Dimension auftut auf den hin, der Himmel und Erde geschaffen hat. Die Mondsichel mit ihrem sanften Licht ist nicht nur Nachtgestirn, sondern zugleich immer auch Symbol der Empfänglichkeit, des Weiblichen, bezeichnenderweise in der Diagonalen zur Mutter gemalt. Deshalb beschränkt sich der Maler für die Mondsichel nicht auf gelbes Licht, sondern wischt ihm etwas Rot, die Farbe der Liebe, ein. Die Lampe mit ihrem warmen Schein wird zum Zeichen des in der Nacht Geborgenheit schenkenden Lichts und der zu Hause empfangenen menschlichen Wärme. Deshalb gehört auch hier die Liebe in den Rottupfern mit hinein. Und dann wieder das verträumte Kind, in dem sich Mondschein mit dem Rot der Liebeszuwendung seitens der Mutter mischen.
Das goldgelbe Licht weist ebenso wie der Himmel über sich hinaus auf den hin, der »in unzugänglichem Licht wohnt« (1 Tim 6,16), der sprach: »Es werde Licht!« (Gen 1,3), der »erleuchtet, die in Finsternis sitzen« (Lk 1,79). Deshalb finden wir das Licht auch in der dem Mond zugewandten Gesichtshälfte des Geigers.
Das Grün in den Bäumen, die Farbe von Vegetation und Lebenskraft ist ebenfalls transparent auf den hin, der am Anfang sprach: »Das Land lasse junges Grün wachsen« (Gen 1,11).
Und da der Mensch wie des Lichtes so der Liebe bedarf, wird der Rotton in Gesicht, Herzmitte und Leib des Geigers am intensivsten. Liebe bricht Finsternis auf. Schließlich fällt auf, daß er die Kippa trägt, jene Kopfbedeckung, die Ausdruck der Verehrung Gottes ist.
Weil sich im Traum alles so kunterbunt vermischen kann, was in des Tages Wirklichkeit nach Zeit und Ort getrennt ist, hat uns Chagall eine Grafik geschaffen, die miterleben läßt, was zu menschlichem Leben gehört: Traumgeschehen – hier gemalt in einem Traum vom Zuhause.

LOBPREIS

Louanges

Was findet in diesem Traum nicht alles zusammen! Das ganze Bild tanzt, dreht sich im Tanze von rechts nach links im Uhrzeigersinn, ähnlich einem Karussell.

Der Reigen beginnt mit den vom rechten Rand ins Bild hineintanzenden, hüpfenden Gauklern. Angeführt sind sie von einer Artistin, die auf einem Bein steht und das andere anmutig über das Knie schlägt. Sie tanzt zum Flötenspiel. Ihr folgt ein ebenfalls flötender Musikant, der sich ihr mit seinem den Kopf überwölbenden Arm in Verehrung zuneigt. Und darüber, noch mehr in Schräglage, springt ein Tänzer ausgelassen ins Bild. Die Arme freudig erhoben, schwingt er ein Tamburin. Bei so viel Vitalität kann auch der Zaun ihr Tanzen nicht aufhalten.

Wenn auch braunem Erdboden verbunden, tanzen Häuser mit windschiefen Dächern und Wänden den Hügel hinauf. Im Tor – Bildmitte unten – steht einer mit gespreizten Armen und Beinen, greift die Bewegung der tanzenden Häuser auf. Und am Hauseck darüber schaut eine Frau aus der Tür, um sich mitzufreuen über das, was vor ihren Augen geschieht. Auch die Mutter links unten ist in den Reigen einbezogen. Den Hocker, auf dem sie saß, hinter sich lassend, wiegt sie tanzend ihr Kind, läßt sie es mittanzen.

Selbst die kleine russisch-orthodoxe Kirche tanzt. Sie hat ihren Turm gleichsam zurückgeworfen voll Freude über ihn, den Unsichtbaren, der in ihr wohnt, der Tanzen als Ausdrucksform der Freude dem Menschen eingeschaffen hat. Erinnert das Kreuz auf der Kuppel an ein christliches Gotteshaus, so sehen wir darüber am linken Bildrand, die Menora, den mehrarmigen Leuchter mit brennenden Kerzen. Sie ist Zeichen für Gottes Nähe und erinnert an die gläubigen, lebensfrohen Juden im Stetl mit den ihnen eigenen chassidischen Tänzen.

Frei in der Luft schwebend, in die Kreisbewegung einschwingend, auffallend groß gemalt im Bild, tanzt eine Wanduhr. In ihrem Gehäuse nah beieinander finden wir ein Liebespaar. Er umfängt sie, sie schaut zu ihm auf. Die Stunde, die das Zifferblatt anzeigt, scheint auf ein Uhr zuzugehen. Dem Dunkel im Uhrenkasten und dem gemalten Dämmerlicht im Liebespaar entsprechend ist es Nacht. Das vom Künstler punktuell eingebrachte Rot der Liebe über der Zwölf im Zifferblatt, der mitternächtlichen Stunde, und dann wieder im Kopf des Liebenden und der Brust der Geliebten weist auf Liebesspiel hin. Es ist die Zeit liebenden Begehrens, gegenseitigen Sich-Schenkens und Beglückens.Trotz tanzender, nach rechts geneigter Uhr bleibt das Pendel in der Mitte. Die Uhr steht still, jene Glückserfahrung andeutend, in der Liebende die Zeit anhalten möchten: »Verweile doch, du bist so schön!« (Goethe, Faust I). Die Spitze des Uhrgehäuses weist nach oben, der dreieckig geformte Boden nach unten. Hier begeg-

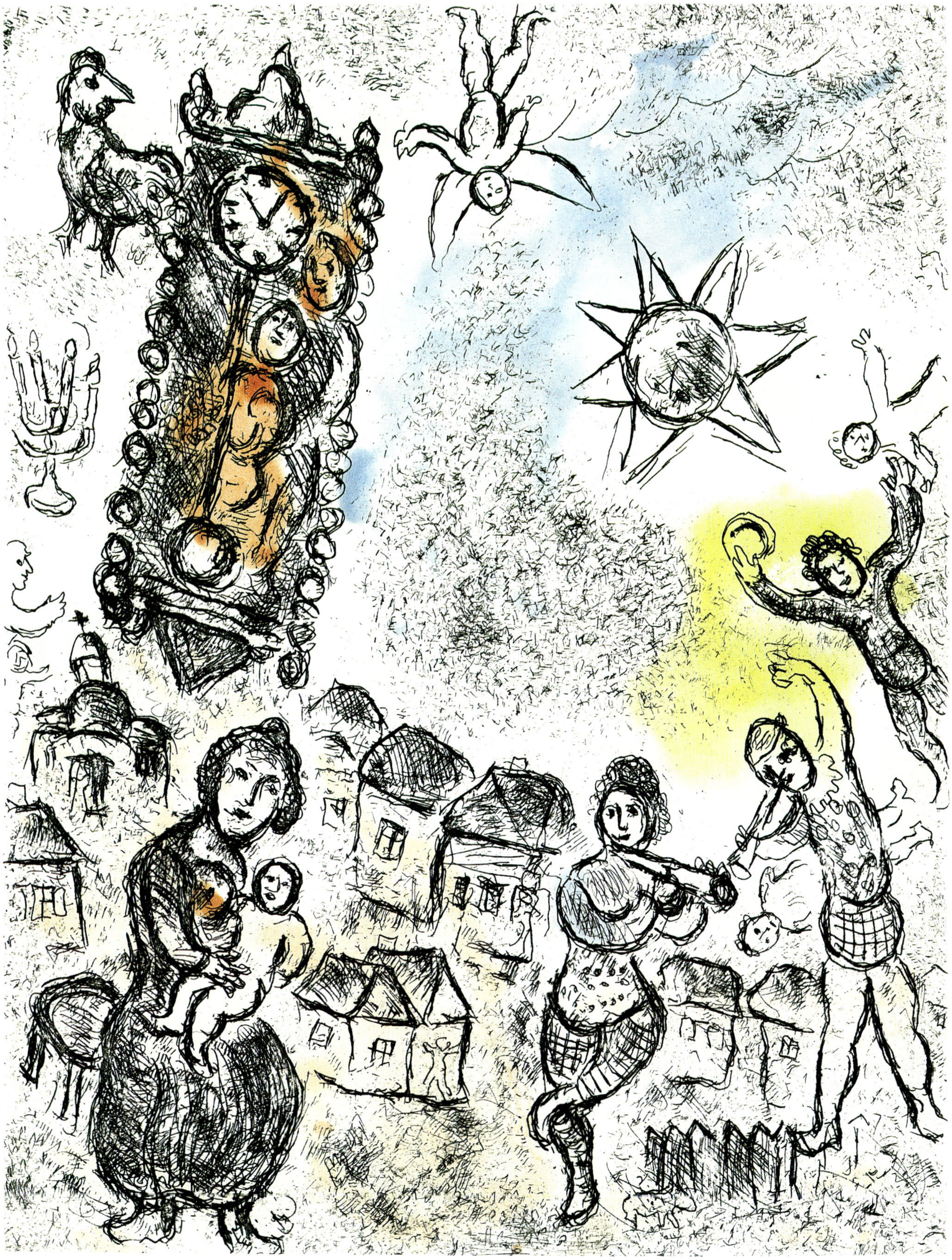

nen sich Zeitlosigkeit und Zeit, Himmlisches und Irdisches in der Liebe.
Sie vertragen sich gut: die Liebenden im Uhrenkasten, die Kirche unterhalb, der Leuchter zur Seite, der mit seinem Lichtschein Festlichkeit verbreitet. Alles paßt zum Fest der Liebe. Da besteht kein Gegensatz. Da ist nichts unvereinbar miteinander. Alles gehört zusammen in der einen Welt Gottes, die eben nicht in unvereinbare Bereiche auseinanderfällt. Die beiden, die am linken Bildrand in Turmhöhe sichtbar sind, finden das jedenfalls ganz in Ordnung. Beglückt darüber weisen sie zum Liebespaar im Uhrgehäuse hinauf.
Der mit anliegenden Flügeln fliegende Hahn, dessen Schrei im Morgengrauen den anbrechenden Tag verkündet, korrespondiert als Symbol des Männlichen mit dem des Weiblichen, der ihr Kind wiegenden Frau. Des Hahnes Blick geht ebenfalls hinüber zu dem Liebespaar im Uhrenkasten. Auch die Mutter steht in Beziehung zu den Liebenden, wie rote Farbtupfer der Liebe dort und in ihrer Brust ausweisen.
Wolken tanzen auf ihre Weise am Himmel oben. Aus dem Wolkenmeer stürzt kopfüber ein Engel herab. Er vertritt die nicht irdischen, himmlischen Wesen im Bild, wollen doch auch die Engel in dem Freudentanz nicht fehlen. Der schwerelos von oben kommende Engel zeigt gleichfalls auf das Paar, denn menschliche Liebe ist transparent auf die Liebe Gottes hin.
Blauer Himmel fließt in den Reigen bis in den rechten Arm der Tänzerin hinein, da Himmlisches im Freudentanz geschieht. Mittanzen wollen ebenso die Himmelskörper, das Taggestirn der siebenstrahligen Sonne und – in sie hineingemalt – das Nachtgestirn mit dem nach unten schauenden Mondgesicht, die den Freudentanz mit ihrem Licht begleiten. Bedeckten Himmel finden wir und – dem Tanz gemäßer – Sonnenschein. Am rechten Bildrand stürzen sich lebensfroh kopfüber eine Frau mit ausgebreiteten Armen und hinter den drei Musikanten ein Mann ohne Arme in den Trubel. Vertanzte Fröhlichkeit steckt an. Ein ganz klein eingezeichnetes Tier am Zaun, einem Schweinchen ähnlich, gibt sein Stelldichein. Und da es doch nicht so ganz durchschaut, was da geschieht, fügt es sich, wenn auch in entgegengesetzter Richtung stapfend, auf seine Art dem Reigen ein.
So vollendet sich der in Kreisform gemalte Freudentanz. Die Bewegung im Bild geht eindeutig nach oben. Alles, was ihr unterwegs begegnet, das liest sie auf, nimmt sie mit. Der Tanz führt hin zu ihm, zu dem die Wanduhr hinaufzeigt, der über aller Zeit ist, der seinen Engel gesandt hat. Er ist der Quell aller Freude, hat sie seiner Schöpfung eingeschaffen. Goldgelbes, göttliches Licht, etwas von Gottes Herrlichkeit andeutend, strömt in den Jubel ein. Traumhaft schöner Freudentanz ist hier gemalt.

HEIMKEHR DES VERLORENEN SOHNES

Le Retour de l'enfant prodigue

Finstere Rauchwolken steigen aus brennenden Häusern auf. Ein herrenloses, abgehalftertes, schlohweißes Pferd links oben weckt den Eindruck von Verlassensein. Rechts oben stürzt einer kopfüber in die aus dem Haus darunter emporlohende Flamme. Ein Pferd im Nachbarhaus streckt seinen langen Hals und Kopf heraus, versucht dem Inferno zu entgehen. Ein kleiner Vogel hat sich auf ihm niedergelassen, weil es ansonsten keinen Ruheplatz mehr gibt. Die Mondsichel am oberen Bildrand kündet Nacht, mehr als im Zeitenablauf jene in Menschenherzen.

Da drängt sie auch schon von links oben zur Bildmitte hin – todbringende Soldateska mit wehenden Fahnen. Ihr Gegenüber ist ein großes Boot am rechten Bildrand, überfüllt mit Flüchtlingen. Schwefelgelb und Giftgrün im obersten Bildbereich verdichten zusätzlich die unheilvolle Atmosphäre, lassen fast Brandgeruch spüren. Ein Alptraum vom Grauen der Gewalt scheint hier auf. Vielleicht ist es der Maler selbst, der aus der Bildecke links oben entsetzt auf das Geschehen schaut.

Gibt es Entrinnen aus Unmenschlichkeit? Dafür sprechen schon die nach unten im Bild sich auflösenden, grellen Farbtöne. Aber auch ein eigenes Bildelement weist darauf hin: die auf der Erde stehende, aber nach oben freischwebende, ins Leere gehende Leiter. Eine Leiter dient nicht nur dem Hinaufsteigen, sondern ebenso dem Herabsteigen, hier aus menschlicher Verstiegenheit hinab zur Menschlichkeit. Dem Herabsteigen, der Rückkehr zu den Quellen menschlichen Lebens hat Marc Chagall im Bild den größten Raum gewährt.

Die übergroßen Gestalten im Vordergrund, betont durch den freien Raum in der Bildmitte, lassen an Jesu Gleichnis von der Heimkehr des in Sünde verstiegenen Sohnes zu seinem barmherzigen Vater denken: »Ich will aufbrechen und zu meinem Vater gehen und zu ihm sagen: ›Vater, ich habe mich gegen den Himmel und gegen dich versündigt‹« (Lk 15,18).

Im Gleichnis geht es nicht so sehr um einen irdischen Vater, vielmehr ist er in seinem barmherzigen Vergeben Bild für den »Vater im Himmel«. Die innere Größe des Vaters wird in der äußeren Größe seiner Darstellung, in der Grafik kundgetan, sein Gesichtsausdruck ist gütig. Die linke Hand liegt auf der Brust, nahe dem Herzen, die rechte ist zum Vergeben ausgestreckt. Der heimgekehrte Sohn wirft sich wie ein unglückliches, weinendes Kind an den Vater, umfaßt seinen Schoß. Daß hier im Erbarmen des Vaters und in der Reue des Sohnes Himmlisches geschieht, gewinnt Ausdruck im Blauton des Himmels, der Farbe des Mysteriums, die der Künstler in beide, vorrangig aber in den Vater einfließen läßt.

Wie der Vater ist auch die Mutter Quelle des Lebens. In ihr ist Zuwendung zum Mann und zum Kind personifiziert. Anmutig neigt sie sich

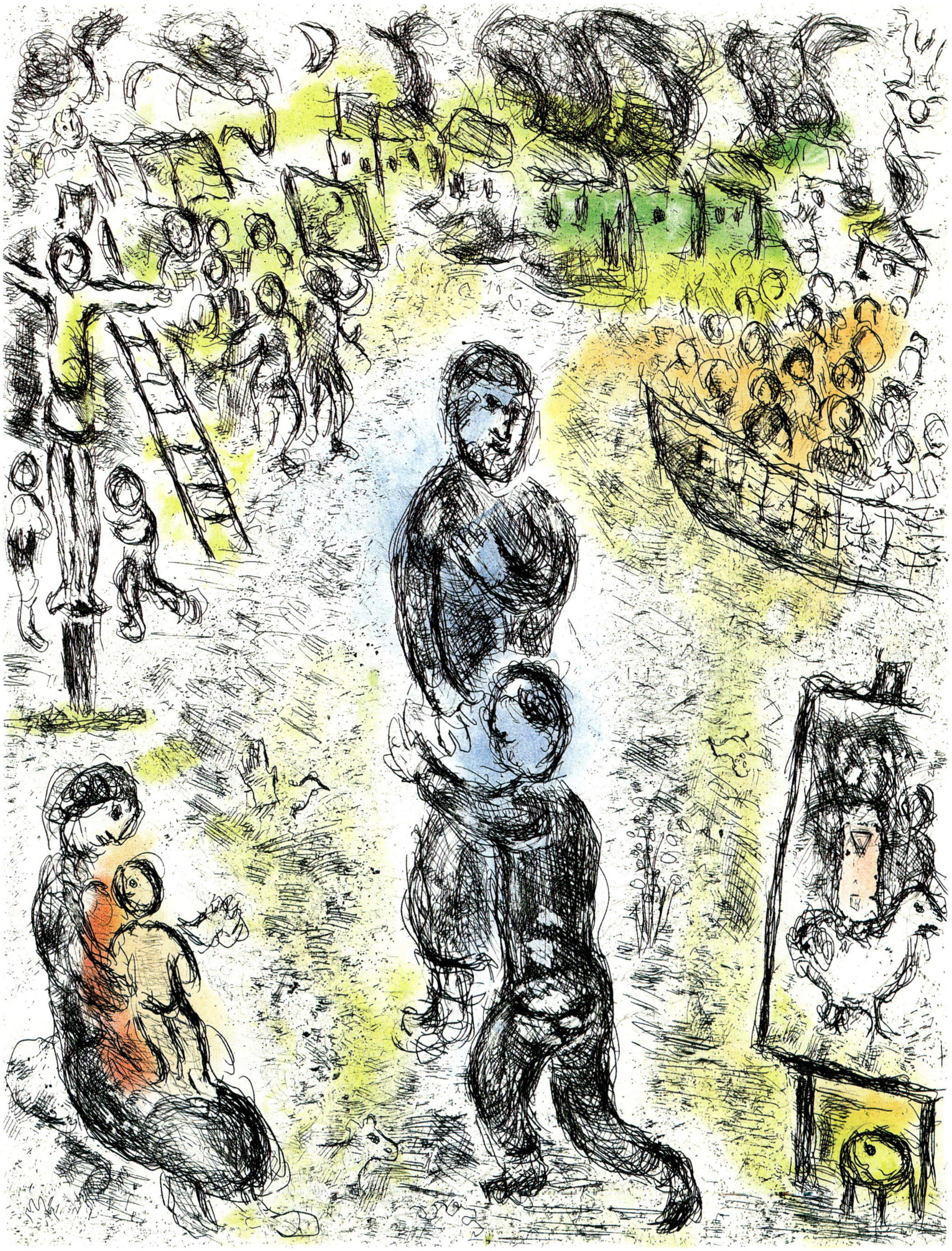

über ihr Kind, und das Kind, auf ihrem Schoß stehend, findet bei ihr Geborgenheit. Ihr ist es aufgegeben, fraulich und mütterlich zu lieben. Deshalb hat Marc Chagall Mutter und Kind im Rot der Liebe miteinander verbunden. Dem Kind ist eine Gloriole angedeutet, vielleicht an jenes Messias-Kind erinnernd, von dem Jesaja 7,14 spricht.
Eine weitere Quelle des Lebens ist in dem Bild auf der Staffelei rechts unten gemalt. Wir sehen eine Tora-, Schriftrolle der Bibel, getragen von einem Vogel, hier einer Henne: von einem Vogel, weil Gottes Wort erhebt und in innerem Sichaufschwingen Gott erreichbar ist, von einer Henne – Symbol des Weiblichen –, weil wir gegenüber Gottes Wort Empfangende sind. Der goldgelbe, ein wenig gerötete Hocker rechts unten, in der Diagonale zu dem Maler links oben stehend, läßt erkennen, daß die Grafik erleuchtender Traumvision entstammt.
Und da ist noch in einem weiteren Bildelement Quelle des Lebens gemalt. Schräg gegenüber von der Schriftrolle rechts, finden wir es am linken Bildrand, weil es sich nur von der Schrift her erschließt. Wir sehen einen Gekreuzigten, mit jüdischem Gebetsschal bekleidet. Von ihm, dem leidenden Gottesknecht der Bibel, wird gesagt: »Er wurde durchbohrt wegen unserer Verbrechen, wegen unserer Sünden zermalmt. Zu unserem Heil lag die Strafe auf ihm, durch seine Wunden sind wir geheilt« (Jes 53,5). Das Schwefelgelb in der Brust des Gekreuzigten läßt auf sich genommene Schuld erahnen.
Der Gekreuzigte steht genau in der Schnittfläche des obersten Bildbereichs des Grauens ob menschlicher Verstiegenheit zum unteren, den Quellen des Lebens. Hier ist sein richtiger Platz. Dazu ist er gesandt, um unsere schuldhafte Verstiegenheit zu sühnen und damit der Menschheit Vergebung, Herabsteigen, Ausstieg aus der Schuld, Rückkehr zu den Quellen des Lebens, der Menschlichkeit zu ermöglichen. Der Gekreuzigte selbst ist die Leiter, auf der man zu Gott aufsteigen und damit zugleich aus grauenvoller Verstiegenheit herabsteigen kann zu lebensfroher Menschlichkeit.
Es bleibt ein Geheimnis, wieso Leid und Kreuz Quelle des Lebens sein können. Daß dem so ist, davon kündet die Bibel. Auch die Lebenserfahrung bestätigt das. Oft habe ich Marc Chagall gesagt: »Deshalb sind Ihre Bilder so schön, weil Sie so viel darum gelitten haben.«
Zwei Personen, eine Frau und ein Mann, gehen auf das Kreuz zu. Sie erinnern an das Wort des Propheten Sacharja 12,10: »Sie werden auf den schauen, den sie durchbohrt haben.« Tatsächlich schauen in der Grafik sowohl Verfolger wie auch Verfolgte im Boot auf den Gekreuzigten.
Eine Hand, in Höhe des Kopfes der Mutter, weist zu dem Kreuz empor, in etwa auch die linke Hand des heimgekehrten Sohnes, um zusätzlich zu betonen, daß Vergebung nur vom leidenden Gottesknecht kommt. Vögel, ein Tier zu Füßen der Mutter und ein belaubter Baum deuten auf kosmische Auswirkungen hin, weil auch die Umwelt unter Verstiegenheit leidet, bei Menschlichkeit sich fruchtbar entfalten kann. Ein traumvisionäres Bild: Heimkehr aus Verstiegenheit zur Menschlichkeit!

DAS MAHL

Le Repas

Verlangen nach Heimat, Sehnsucht nach seinem Geburtsort Witebsk, liebende Erinnerung an das Leben mit den Eltern und später mit der eigenen Familie führen Marc Chagall nach Hause.
In dem kleinen, angeschnittenen, im Profil umrißhaft gezeichneten Gesicht am rechten Bildrand unten erkennen wir einen Mann, der mit seiner schräg nach oben zeigenden linken Hand dem Beschauer die Richtung zur Betrachtung weist. Die Bildelemente der Grafik streben der linken oberen Bildecke zu.
Das beginnt schon mit dem Tisch, der nicht gerade, sondern schräg zum unteren Bildrand steht. Er ist an hellem Sommertag zum Mahl gerichtet.
Die Mutter des Malers, Feiga Ita, und der Vater, Zahar Chagall, haben Platz genommen. Schon älter, tut ihnen die Ruhe gut. Der Vater, den Löffel in der Hand, sieht mit Verlangen, Appetit, dem Mahl entgegen. Der Mutter Verlangen ist mehr auf ihren Mann und seine Zufriedenheit gerichtet. Ganz eng sind beide zusammengerückt. Ihre Rücken, ihr rechter und sein linker Arm bilden eine Ellipse, wie dies ihrem liebenden Verlangen nach Zusammensein entspricht.
An den Schmalseiten des Tisches stehen leere Stühle. Der Stuhl zur Linken der Mutter dürfte der von Sohn Marc sein, denn die Eltern, der Sohn und sein Stuhl sind in gleicher Farbdichte gemalt. Ebenso sind die Schwiegertochter Bella und ihr Stuhl am rechten Bildrand in der Farbgebung aufeinander abgestimmt.
Drei Generationen sind in der Grafik vereint: Sitzend – die Großeltern am Tisch, stehend – die Eltern Bella und Marc, getragen von der Mutter – Tochter Ida. Die Farbdichte im Kind liegt zwischen der von Vater und Mutter.
Bella sieht zu Marc hinüber, dem ihr liebendes Verlangen gilt. Sein Blick geht verlangend ins Weite. Ida schmiegt ihr Köpfchen an der Mutter Brust. Für den Augenblick ist ihr Verlangen nach Nähe und Zärtlichkeit gestillt.
Ein reifendes, goldgelbes Getreidefeld, das verlangt, gemäht zu werden, liegt vor ihnen und erstreckt sich hinüber bis zur Häuserzeile des Stetl. Bella steht fest auf der Erde. Einfühlsamkeit und Realitätssinn sind in ihr gepaart. Marc schwebt mehr als er geht. In Gedanken versunken, scheint er in einer anderen Welt zu sein. Seinem Gesicht ist ablesbar, daß er ganz fixiert ist auf das, was sich seinen Augen bietet, zugleich aber darüber hinausweist. Sein sehnsüchtiges Verlangen gilt der Eingebung des inneren Bildes, dem er in seiner Kunst Ausdruck geben will.
Ist es auch ein Sommertag mit blauem Himmel, so ist es gleichzeitig auch Nacht. Die betont groß gemalte Mondsichel mitten im blauen Himmel zeigt dies an.

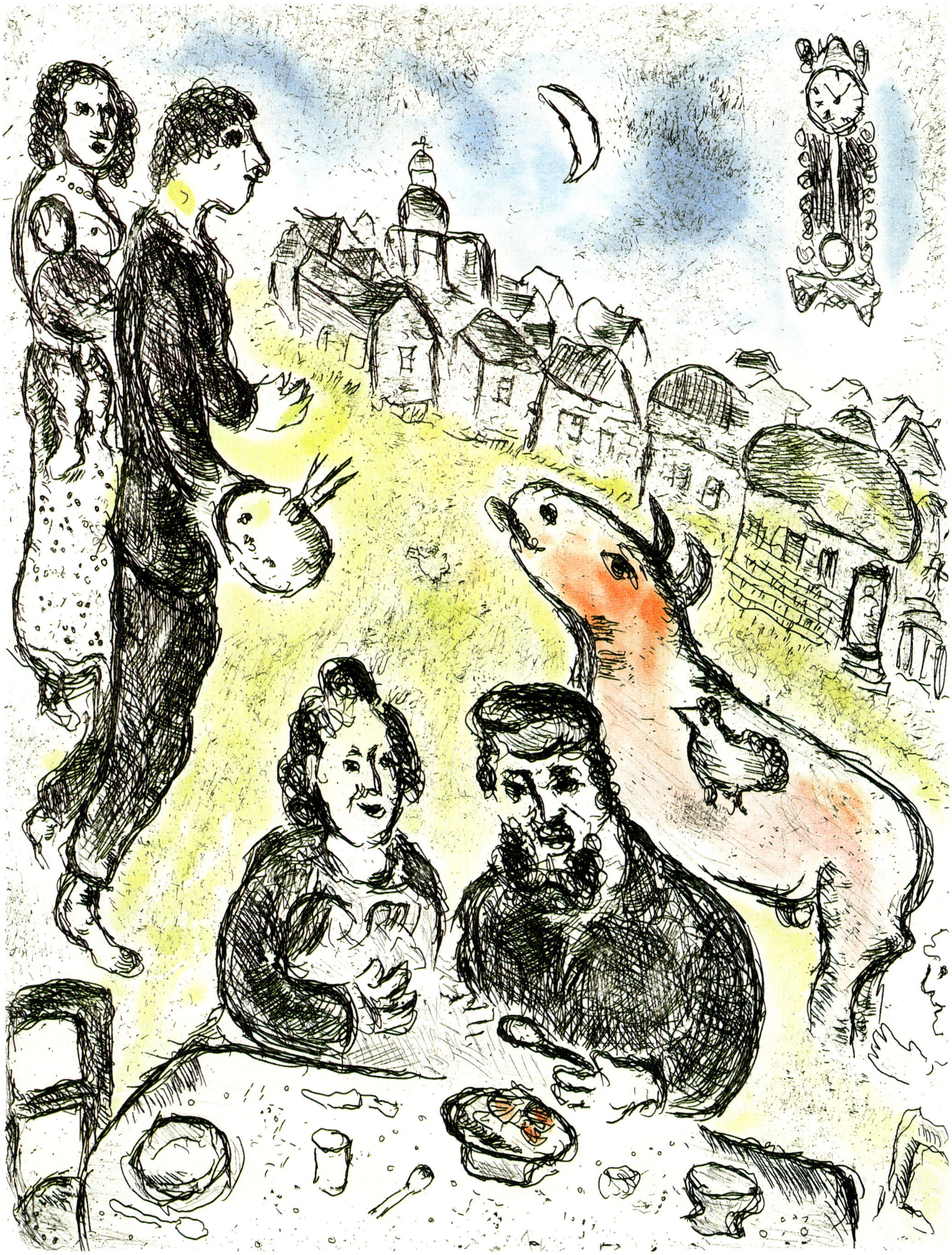

Entsprechend den Zeigern der über den Häusern schwebenden Wanduhr ist es gegen ein Uhr. Es muß Nachtzeit sein, wie in dem finstergehaltenen Uhrenkasten und dem benachbarten Nachtgestirn des Mondes deutlich wird. Tag und Nacht kennen und wecken Verlangen. Müdigkeit verlangt erquickenden Schlaf. Doch ist die Nacht nicht nur zum Schlafen, sondern auch zum Lieben da in der Intimität der Geborgenheit schenkenden Häuser. Und da im Liebesglück das Verlangen dahin geht, die Uhr am liebsten anzuhalten, steht das Pendel still. Chagall geht es nicht nur um menschliche Behausung, sondern um von Menschen bewohnte Häuser. Dies ist erkennbar in dem auffallend stark umrandeten Türrahmen des Hauses, nahe dem rechten Bildrand. In der offenen Tür stehend, ist eine Person sichtbar. Türen dienen dem Verlangen nach Begegnung.
Nicht nur Menschen spüren vielfaches Verlangen. So sehen wir hinter dem Großvater, zu dem Maler aufschauend, ein groß gemaltes Tier, einen Stier mit heraushängender Zunge. Durstig verlangt er nach Wasser. Zugleich kennt er auch triebhaftes Verlangen. Dafür dürfte die Rottönung ein Hinweis sein, die wiederkehrt im Fleisch in der Schüssel auf dem Tisch. Dieses Verlangen ist auch der Henne eigen, die dem geröteten Fell des Stieres eingezeichnet ist. Gerade im gemeinsamen Verlangen verschiedener Tierarten wird die Allgemeingültigkeit des Verlangens betont. Und da der Maler selbst dieses Verlangen kennt und malen will, hat er auch sich selbst einen Rotschimmer in den rechten Arm und unter die Palette eingefügt.
In dem Stier dürfte von der Größe und der hervorgehobenen Farbgestalt her der Schlüssel zum Bildverständnis liegen. Vielfältiges Verlangen gewinnt in den Bildelementen und ihrem Zusammenspiel Ausdruck: Verlangen nach Speise und Trank, Tätigkeit und Ruhe, Heimat und menschlicher Nähe, Erotik, Liebe und Geborgenheit.
Der Bildaufbau weist von der Hand rechts unten zur Bildecke links oben in Tisch, Großeltern, Eltern und Kind, in Stier und Henne, in dem sich nach oben verjüngenden Getreidefeld und der sich den Hügel hinaufziehenden Häuserzeile. Diese gipfelt im Turm der Kirche, die optisch wie ein Fixpunkt erscheint, der die Häuserzeile vor dem Abrutschen bewahrt. Der schwebende Künstler ist ein Zeichen, das nach oben weist, verstärkt durch die zweite rechte Hand am linken Arm. Die »Rechte« hat in der Bibel mit Gott zu tun. Die Hand ist, Inspirationen verlangend, nach oben geöffnet. Entsprechend ist ein Hauch von Goldgelb göttlichen Lichts in Hals, Hand und Palette eingebracht. Mit der Hand korrespondiert die zunehmende, Licht verlangende Mondsichel, Symbol der Empfänglichkeit. Das Gotteshaus weist von seiner Bestimmung her über diese Welt hinaus. Und schließlich ist es der blaue Himmel am oberen Bildrand. Himmel ist immer transparent auf den Schöpfer hin, der seiner Schöpfung vielfältiges Verlangen bis hin zum Verlangen nach Gott eingeschaffen hat.

DER GEIGER

Le Violiniste

Zwei Sphären prägen die Grafik. Wir haben den himmlischen Bereich in der oberen Bildhälfte mit blauem Himmel am linken Bildrand und mit der Sonne rechts oben. Ebenso gibt es den irdischen Bereich im Bild unten mit kleinen Häusern rechts und links. Zum Vordergrund hin sich weitend, lassen sie den Eindruck eines Platzes entstehen. Im Bild unten begegnet uns mehr Düsternis, oben mehr Helligkeit.
Ein Liebespaar, am linken Bildrand unten, entsteigt förmlich den Häusern. Es erinnert daran, daß Häuser eben nicht nur zum Wohnen, Essen und Schlafen da sind, sondern auch zum Lieben. Im Sich-Liebe-Schenken sind die Liebenden zwar dem Irdischen verhaftet, zugleich aber übersteigen sie sich. Ihre Liebe trägt sie gleichsam über die Dächer hinaus. Der Liebe ist ekstatische Kraft zu eigen. Dieses Thema ist fortgeführt in jenem anderen Liebespaar, das eng umschlungen links von der Sonne am oberen Bildrand schwebt. Liebe bleibt nicht im Irdischen gefangen. Sie besitzt etwas Himmlisches, durchdringt die sichtbare und die unsichtbare Welt.
Bei diesem im Himmel schwebenden Liebespaar mag Marc Chagall an jenes gedacht haben, das er 1956 in einer Lithographie zur Bibel geschaffen hat. In ihr ist das Liebesverhältnis Gottes zu seinem Volk Israel gemalt im Anschluß an das Bildwort bei Jesaja: »Wie sich der junge Mann mit der Jungfrau vermählt, so vermählt sich mit dir dein Erbauer. Wie der Bräutigam sich freut über die Braut, so freut sich dein Gott über dich« (Jes 62,5).
In der linken oberen Bildecke zwischen den beiden Brautpaaren sehen wir ein Saiteninstrument, die Violine. Sie wird nicht gehalten, sondern schwebt vor der Hand, wird dargeboten. Sie weist auf die für das Menschsein so wichtigen emotionalen Fähigkeiten, die Kräfte des Gemütes hin. Sie ermöglichen es dem Menschen, wenn dieser zart besaitet ist, Liebe, Freude, Leid und Trauer zu empfinden und zum Ausdruck zu bringen, zumal in der Kunst. In der Violine finden wir denn auch das Goldgelb des göttlichen Lichtes am intensivsten verdichtet: die Gabe der Emotionen. Gegenüber der Violine sehen wir am rechten Bildrand, kleiner gemalt, einen Vogel mit anliegenden Flügeln. Er symbolisiert die dem Menschen ebenfalls wichtigen Kräfte des Verstandes. Die des liebenden Herzens sind jedoch wichtiger.
Darunter, ebenfalls am rechten Bildrand, schwebt eine Schale mit Blumen. Aus ihrer vertrauten Umgebung herausgelöst, sind sie im Bild Zeichen für das Schöne in der Welt und das Grün weist hin auf Vegetation, Lebenskraft.
Die Bildelemente im Außenbereich kreisen wie ein Rad um die zentrale, von ihrer Größe her die Grafik prägende Traumgestalt. Von ihr her trägt das Bild den Titel »Violiniste«, wenn auch diese Namengebung zu vordergründig erscheint, das Bildgeheimnis nicht ausschöpft.

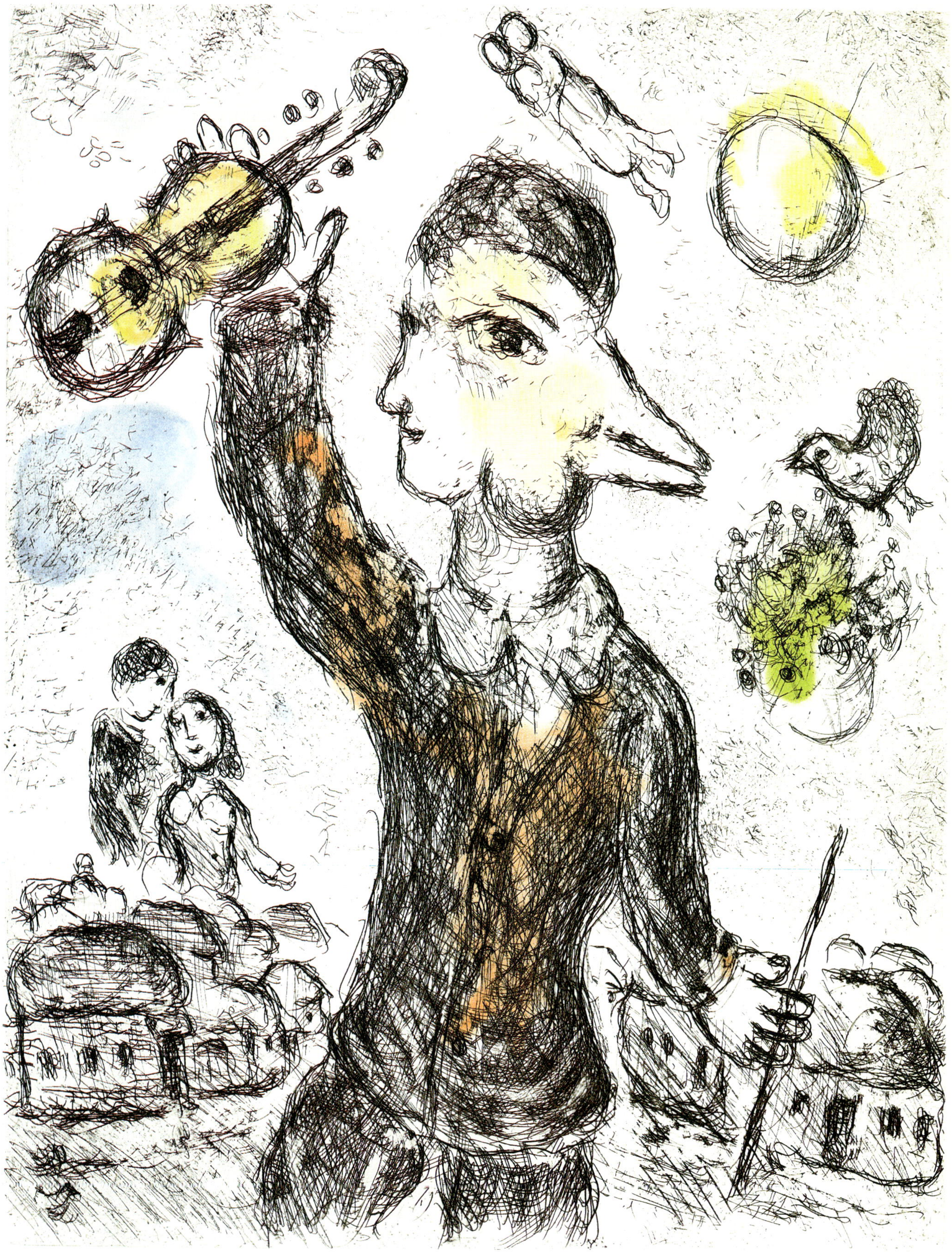

Die Traumgestalt steht auf der Erde, gehört in ihrer Erdverbundenheit dem irdischen Bereich an, wie dies auch in den schwarzen Farbtönen im Gewand zum Ausdruck kommt. Zugleich ragt die Gestalt auffallend hoch in die himmlische Sphäre hinein. Sie ist doppelgesichtig. Das zum linken Bildrand hin blickende, mehr weiblich wirkende Gesicht schaut über die irdisch-sichtbare Wirklichkeit hinaus. Dazu bedarf es des inneren Auges. Deshalb ist die Gesichtshälfte feiner, zierlicher. Das nach rechts blickende, männliche Gesicht mit dem Hahnenschnabel ist durch ihn auf die irdisch-sichtbare Wirklichkeit gerichtet. Dazu bedarf es des leiblichen Auges, das deshalb größer dargestellt ist. Weil nun diese beiden Gesichter vom Maler in ein Gesicht zusammengeführt sind, werden in diesem Doppelgesicht die verschiedenen Sichtweisen, die nach oben und nach unten, die weibliche und männliche, die des Herzens und des Verstandes, die irdische und himmlische zur Einheit geführt. Jede Sichtweise hat ihre Berechtigung. Aber keine allein genügt! Ihr Zusammenspiel erst bringt ganzmenschliche Sicht, erleuchtetes Schauen. Deshalb liegt ein Hauch von Goldgelb, zarter Lichtschein über dem Gesicht.

Auch in den Armen der Traumgestalt ist das Thema variiert. Der eine Arm weist steil nach oben, zum Himmel, der andere ebenso zur Erde. Hält die erhobene Hand die Violine nicht, sondern bietet sie nur dar, so liegt darin der nicht zu übersehende Hinweis auf die hohe Bedeutung der Emotionen, des Musischen.

Auch die Hand mit dem Fiedelbogen birgt eine Aussage. Er wird nicht gehalten. Auf der Erde aufstehend, zeigt er nach oben. Die Hand, eine zweite rechte am linken Arm, ist nach hinten, den Häusern zu, geöffnet. Sie schöpft gleichsam aus dem irdischen Leben mit seinen Höhen und Tiefen, Freuden, Leiden und Traurigkeiten, um diese Stimmungen dann in Musik umzuwandeln.

Die emotionalen Kräfte entströmen der Herzmitte des Menschen. So sehen wir, daß zartes Rot der Liebe das dunkle Gewand durchschimmert. Vom Herzen ausgehend, steigt das Rot im rechten Arm zur Violine auf. Im linken Arm unterschwellig absteigend, taucht es im Ärmelbund auf. Vom Herzen fließt die Liebeskraft im Leib herab, durchströmt den ganzen Menschen. Die Traumgestalt trägt eine Kopfbedeckung, die Kippa, von jüdischen Männern bei religiösen Feiern zur Gottesverehrung getragen.

Da oben und unten, innen und außen, Himmel und Erde, Hören und Sehen, Verstehen, Fühlen, Lieben Gaben Gottes sind, ist schon von daher das Bild religiös. Alle diese Gaben sollen auch in die Gottesverehrung einfließen.

Die Bildelemente im Außenbereich umkreisen die Traumgestalt, die beide Sphären des Bildes verbindet und die Botschaft der Bildelemente zusammenfaßt: Es geht nicht nur um unten, auch nicht nur um oben. Es geht um die Verschmelzung von oben und unten.

ABENDFRIEDE

La Paix du soir

Alles ist unwirklich. Das beginnt schon mit den beiden gleichsam nach oben und nach unten wachsenden Bäumen in der Bildecke links oben. So ist das mit dem Traumgeschehen.
Es ist noch Nachtzeit, wie der Mond anzeigt. Doch muß noch mehr an Aussage mit dem Mond verbunden sein, denn es sind zwei Monde, beide zunehmend, im Wachstum begriffen. Steht nicht jedes Menschenleben, alles, was lebt, im Zeichen des Wachstums? Silbriger Mondschein ergießt sich über das Bild, die Stadt mit den kleinen Häusern. Zugleich ist es aber schon anbrechender Tag. Zarter blauer Himmel durchwebt wie ein hauchdünner Schleier den weiten Raum über den Häusern. Es dürfte mehr die Stimmung des Morgengrauens sein, Übergang der Nacht zum Tag mit zart anhebender Morgenröte.
Im untersten Bildbereich liegt verträumt das Stetl. Nur eine Person und ein Vogel sind unterwegs. Friedvolle Stille ruht auf den Häusern. Von daher wurde wohl der Titel »Abendfriede« gewählt.
Von seiner Größe her unübersehbar ist der Hahn, demgegenüber die Wohnungen wie Spielzeughäuser wirken. Der Hahn zieht unser Augenmerk auf sich. Ihm mißt der Maler in der Grafik offensichtlich zentrale Bedeutung zu. Mit beiden Beinen ist er auf der Erde abgestützt. Sein mit reichem Federkleid geschmückter Leib überragt die menschliche Behausung. Ein stolzer, kraftvoller Hahn mit steil zum Himmel gerecktem Kopf und Schnabel, als übersehe er alles, was ihm zu Füßen liegt!
Sein leicht geöffneter Schnabel jedoch tut kund, daß es nicht um Hochmut geht, sondern ganz einfach um den Hahnenschrei. Damit dieser gelingt, muß der Hahn sich so zur Höhe recken, die Augen schließen, die ganze Kraft einbringen in den Schrei. Seine Dynamik hat es dem Künstler angetan: Bewegung von der Erde nach oben. Sein Schrei ist »Auf«schrei. So wird der Hahnenschrei zum Zeichen für den Aufschrei der Schöpfung zu dem, der sie erschaffen.
Den Hahnenschrei erwarten wir im Morgengrauen. Im Traum kann er zu jeder Zeit geschehen. Der Hahnenschrei ist Weckruf, wurde auf dem Land als Signal verstanden, zur Tagesarbeit aufzustehen. Und zu wecken vermag der Hahn nur, weil er selbst zuvor wach geworden, Frühaufsteher ist. Sein Weckruf gilt freilich nicht zuerst den Menschen, sondern zunächst dem Hühnervolk im Hof. Sicher liegt in ihm auch Liebessehnsucht, Leidenschaft, ist er Ruf der Balz.
Als Vogel kann der Hahn fliegen, wenn auch nicht weit und hoch. Aber aufflattern zu einem erhöhten Punkt, das kann er schon, so daß der Aufschrei mit der Aufwärtsbewegung einhergeht.
Mit dem Hahn verbunden ist ein Liebespaar. Ihm dient des Hahns Schwanzgefieder als weiches Federbett. Etwas von liebendem Begehren fließt in leichtem Rosarot von seinem Kopf über den Rücken zum

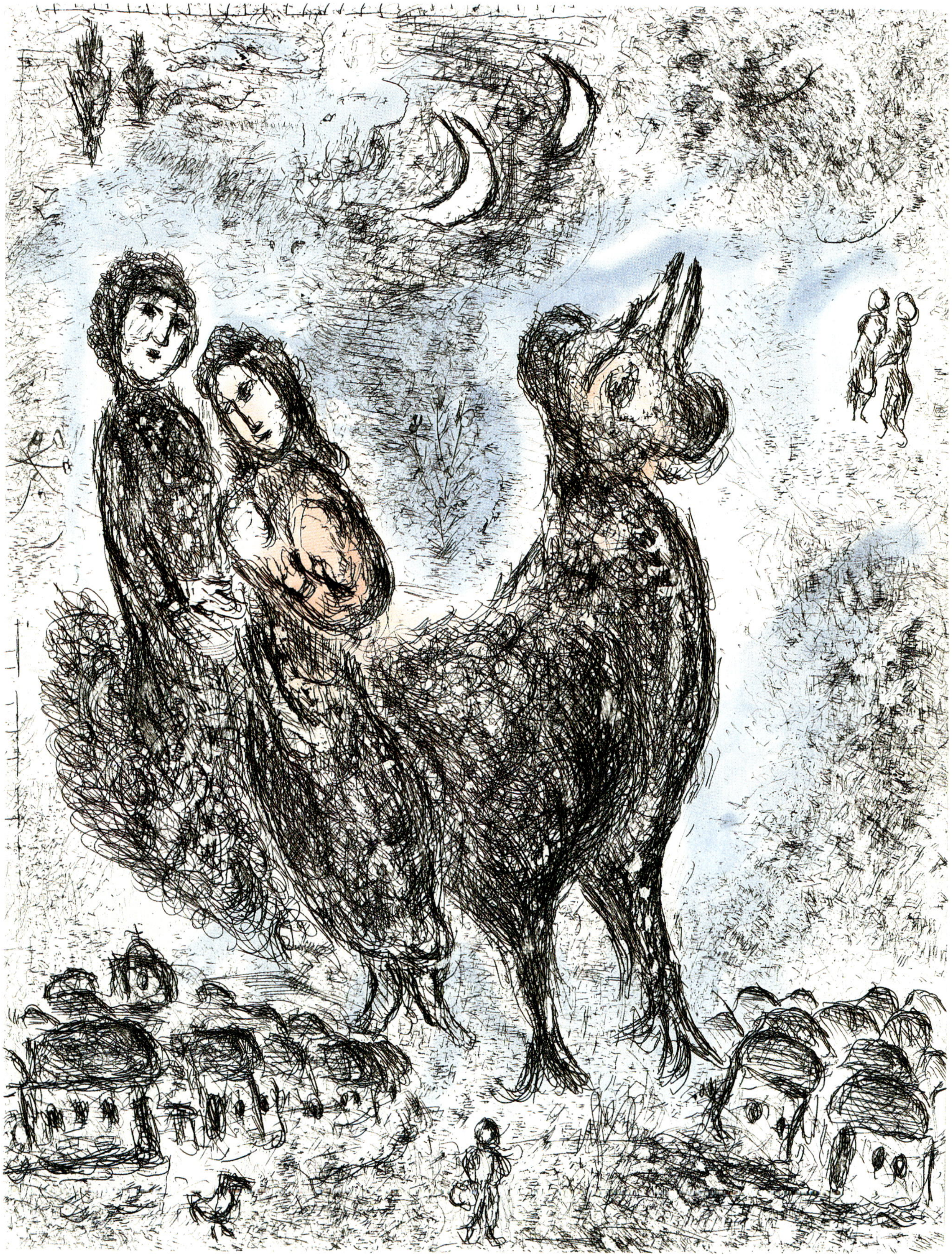

Liebespaar hinüber und intensiviert sich in Gesicht, Brust und Herz der jungen Frau.

Beide sind der Erdenschwere enthoben, haben den Alltag unter sich gelassen, sind ganz einander hingegeben in liebender Traumseligkeit. Eng aneinandergeschmiegt, müssen sie nicht geweckt werden vom Hahnenschrei. Wie der Hahn selbst, so tragen auch sie in sich: den Hahnenschrei der Liebe. Ihre Liebe ist es, die sie weckt, füreinander hell wach macht.

Dem Blick des Liebenden ist zu entnehmen, daß die Welt um ihn versunken ist. Nicht nur vor seinem äußeren, ebenso vor seinem inneren Auge steht die geliebte Frau. Und sie, an ihm ruhend, überläßt sich ganz dem inneren Glück, das die Nähe, das Fühlen des Geliebten ihr gewährt.

Glück des Miteinanders durchwaltet das Bild. Der sehnsüchtige Ruf des Hahns nach der Henne ist aufgenommen in dem sehnsuchtsvollen Blick des jungen Mannes auf seine Geliebte. Ihre Empfänglichkeit für seine Liebe ist aufgenommen im lunarischen Symbol der Empfänglichkeit, des Weiblichen, dem Mond. Sie ist gesteigert in der Sichel des wachsenden, zunehmenden Mondes, nochmals verstärkt in der Verdoppelung, dem zweiten Mond, und abermals ganz zart durch vorgelagerte Wolken hindurch aufscheinend in einer dritten Mondsichel in der Bildecke rechts oben. Empfänglichkeit für Liebe ist hier bildhaft auf die Spitze getrieben.

Auch das Liebespaar erfährt Verdoppelung, in einem weiteren, am rechten Bildrand, das einander zugetan, miteinander im Gespräch ist. Es zeigt an, daß Liebe zwischen Mann und Frau immer etwas Einmaliges ist, zugleich überall gegenwärtig ist. In lichter Höhe schwebend, wird auch in ihm deutlich: Echte Liebe hebt Liebende über sich hinaus, läßt in einem traumhaften Zustand die Enge des Alltags unter sich, befreit zu neuer Sichtweise. Korrespondierend mit dem Paar finden wir gegenüber am linken Bildrand ein Vogelpaar.

Auch die gleichsam auf der Erde klebenden Häuser bedürfen der Ergänzung, der Erhöhung. Dies geschieht in dem Gotteshaus, das den Häusern ihre Schwere nimmt, sie nach oben öffnet, Dimension zur Höhe einbringt. Wie der Aufschrei des Hahns hörbares Zeichen ist, so sind Gotteshäuser von ihrer Bauweise her sichtbare Hinweise auf das Darüber, auf Gott hin. Nicht von ungefähr sind die Kirchtürme oft mit einem Wetterhahn geschmückt. Die Köpfe der Liebespaare und der Kopf des Hahns sind etwa in gleicher Höhe. Geht es bei Letzterem um Hahnenschrei, so bei den Liebenden um Aufschrei der Liebe. Hahnenschrei dürfte die rechte Bildbezeichnung sein: Weckruf zum Erwachen und Wachsein, – nicht vor- und gegeneinander, wie so oft in der Welt – sondern Weckruf zum Erwachen und Wachsein in der Liebe zueinander und zu Gott.

MUSIK

Musique

Fällt auch der Geiger mit der Violine in der Grafik sogleich ins Auge, so ist er doch nur ein Bildelement unter etlichen anderen. Zur Erklärung des Traumbildes reicht er allein nicht aus. Die Zusammenschau ist wichtig.

Musikalische Begabung ist Gabe, die zugleich Aufgabe ist. Der Geiger muß viel üben, damit zur Fähigkeit die entsprechende Kunstfertigkeit kommt. Und seine Begabung ist ihm nicht nur für sich gegeben. Er soll Musik weitergeben, vermitteln und andere mit seinem Spiel erfreuen.

Der Violinist ist in dieser Komposition visionär dem Kopf darunter zugeordnet. Er steigt aus ihm auf und ist gleichsam in ihn eingesunken. Musik bringt die Saiten des Gemüts zum Schwingen. Hier, in der Grafik, ist der Geiger Symbol für Emotion, die Kraft des Gemütes, die uns Menschen, zumal Künstlern, so wichtig ist. Ohne Emotionen gibt es keine Liebe. Deshalb ist dem Gewand des Musikanten der Rotton der Liebe gegeben. Und dieses Rot umfängt dann auch den, dem der Geiger entsteigt. Weil Liebe die höchste und stärkste menschliche Kraft ist, deshalb ist ihr Zeichen im Bild, der Fiedler, hoch oben, in den Himmel ragend gemalt.

Mit dem Geiger auf dem Kopf hat Marc Chagall sich selbst gemalt. Von der Größe her ist der Maler das die Grafik beherrschende Bildelement. Sein Kopf ist geneigt, tiefer als dies möglich ist. Die Augen sind geschlossen. Er schaut in sich hinein, ganz erfüllt von dem Bild, das er in sich trägt und malend auf die Leinwand überträgt.

Dazu bedarf er, wie der Emotionen im Zeichen des Fiedlers, zugleich auch entsprechender Ideen, der Kräfte des Verstandes. Diese sind in dem Vogel, der von der linken oberen Bildecke zu ihm herabfliegt, in die Grafik eingebracht.

Doch bedürfen Liebe und Verstand auch gleichsam eines Unterbaues, gesunden Menschseins mit Vitalität, Lebensbejahung und Innerlichkeit. Das ist mit dem das Gewand durchschimmernden Grünton, der Farbe der Vegetation, Fruchtbarkeit, des Wachstums gemeint.

Um das gegebene, innere Bild im gemalten Bild auf der Leinwand entstehen zu lassen, benötigt der Maler, ähnlich dem Musiker, geeignete Instrumente, wie Palette, Farben, Pinsel und Leinwand.

Der Maler malt ein Bild der Bibel. Wir sehen sein Kunstwerk auf der Staffelei. Nur die linke Bildhälfte ist sichtbar. Sie zeigt das Motiv: »Mose bringt dem Volk die Tafeln des Bundes«.

Mose ist von Gott erwählt und begabt mit ihm geschenkter Gottbegegnung auf dem Berg Sinai. Die von seinem Kopf ausgehenden Strahlen, das weiße Licht in seiner Gestalt zeigen ihn im Strahlungsbereich Gottes. Ihm ist von Gott zugesagt: »Ich bin mit dir« (Ex 3,12).

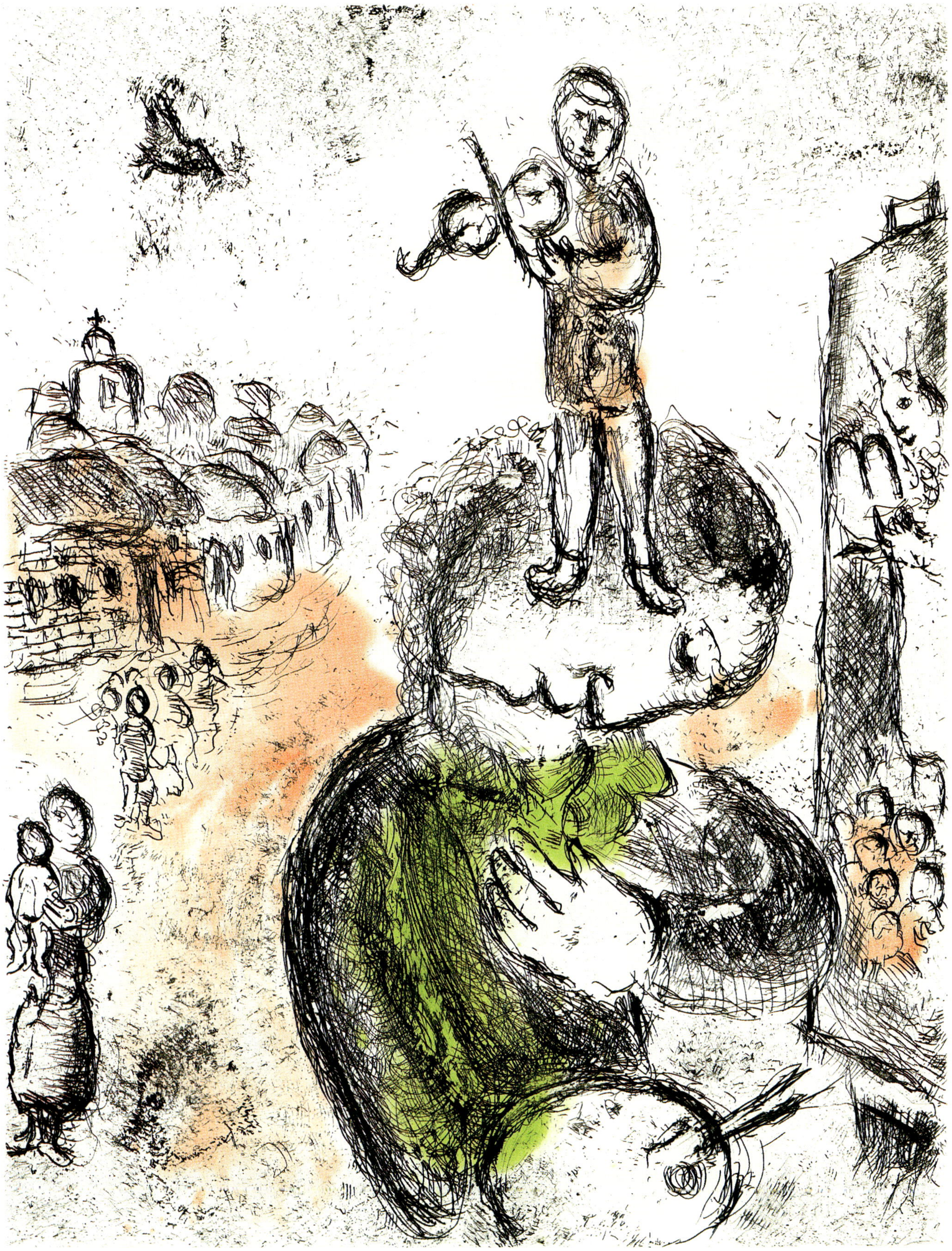

Gottes Wort ist Mose anvertraut, das gesprochene und das geschriebene, beginnend mit den Zehn Worten auf den Tafeln des Bundes. Zur Weitergabe berufen, trägt Mose die Tafeln, zeigt sie dem Volk.
Wir sehen auch die Empfänger der Botschaft, Vertreter des Gottesvolkes zu Füßen des Mose im Bild. Gottes Wort erfüllt mit Liebe. Deshalb sind sie in Rotton gemalt. Doch nicht nur den Zeitgenossen des Mose gilt Gottes Wort, sondern allen Menschen. So findet sich das Rot ebenfalls in der Gruppe auf der Straße, nahe dem linken Bildrand. Weitergabe biblischer Botschaft – darin sieht Marc Chagall seine Aufgabe.
Die Gabe von Gottes Wort zu bewahren und weiterzugeben, das ist wichtige Aufgabe in den Gotteshäusern. Mit Mose am rechten Bildrand korrespondiert der Kirchturm am linken. Jedoch nicht nur im Gotteshaus, auch in den Häusern, die sich um den Kirchturm scharen, gilt es, biblische Botschaft weiterzugeben.
Der Maler malt ein Bild der Bibel. Damit bekennt er sich zugleich zu seiner Quelle: »Die Bibel schien mir – und scheint mir noch heute – die reichste poetische Quelle aller Zeiten zu sein.« Der Bibel gilt des »Meisters der Farbe und der biblischen Botschaft« tiefe Verehrung. In seinem ehrfürchtig geneigten Haupt und der Hand auf dem Herzen hat der Maler seiner Hochachtung und Liebe zur Bibel Ausdruck verliehen.
Etwas abgesetzt von der Gruppe am Weg, herausgehoben, im Vordergrund stehend, sehen wir eine Mutter mit ihrem Kind. Das Bildthema, das in Mose, dem Maler und dem Musiker dargestellt ist, wird jetzt in der Mutter variiert.
Ihre besondere Begabung ist ihre Mutterschaft. Die ihr anvertraute, kostbare Gabe ist ihr Kind. Die Mutter hat es zur Welt gebracht, in ihm Leben weitergegeben. Jetzt trägt sie ihr Kind auf dem Arm und wird noch viel an Liebe, Zeit und Mühe aufzuwenden haben. Am Straßenrand stehend, schaut sie Mose in dem großen Bild, sieht sie den Maler, hört sie des Fiedlers Musik. Auch der Mutter ist ihr Kind nicht nur für sich gegeben, sondern um es, wenn es groß geworden ist, weiterzugeben, an andere abzugeben, damit es dann seinerseits seine ihm geschenkten Gaben weitergibt.
Ein breiter Weg führt vom Bildrand links unten an der Mutter mit dem Kind, dem Maler mit der Palette, an Mose mit den Tafeln, dem Fiedler mit der Geige, an Menschen und Häusern vorbei, zur Höhe hinauf. Der Weg ist in Rot getaucht, die Farbe der Liebe. Nur mit viel Liebe ist der Weg zu gehen, der zur Höhe führt, der immer beginnt mit einer Gabe, die gegeben ist zur Weitergabe.

EINGEBUNG

Inspiration

Am linken Bildrand auf der Staffelei steht ein großformatiges Bild. Damit verbunden ist eine Person. Sie steht nicht davor und nicht daneben. Sie schaut unter dem Bild heraus. Mit dem Kopf nach unten ist sie gemalt. Sie steht aber auch nicht auf dem Kopf. Sie schwebt. Nur Gesicht und Oberkörper sind sichtbar mit Palette, Farben und Pinseln in der linken Hand. Die Zuordnung zur Staffelei und die Palette weisen die Person als Maler aus. Auch in diesem Traumbild malt Marc Chagall sich selbst.

Der Kopf des Malers ist genau am richtigen Platz, denn von der linken unteren Ecke aus vermag er das Bild insgesamt zu überschauen. Der Künstler gehört dem irdischen Bereich, der dunkler gehaltenen unteren Partie der Grafik an, die geprägt ist von Hell und Dunkel, Tag und Nacht. Schon diese sichtbare Welt ist voller Geheimnisse und Wunder – und der Maler selbst nicht weniger – wie in den Blautönen, der Farbe des Mysteriums, angedeutet ist.

Hier gibt es Luft und Erde. Wir finden eine Mutter mit ihrem Kind, Geborgenheit bietende Häuser, deren Intimität durch einen Zaun zusätzlich geschützt ist. So geborgen läßt sich ruhen, nachsinnen, wie der Sitzende am Zaun. Die Häuser sind Stätten enger Lebensgemeinschaft. Man kann in sie eintreten, wie der Mann am rechten Bildrand, oder aus der Haustür schauen, wie die Frau. Da gibt es Grün, Bäume, Vögel, Leben. Das Gebäude mit der Kuppel am Ortsausgang dürfte die Kirche sein.

Aber der Ort, so schön, heimelig, liebenswert er ist, ist nicht alles, sondern Teilbereich, sichtbare, erfahrbare Welt. Welt ist mehr als nur die irdische. Diesem Unsichtbaren im Sichtbaren ist der obere, größere Teil des Bildes zugedacht, in zum Gelb hin aufgehellten Grüntönen gemalt, die eine frohmachende, lichtere Atmosphäre voll sprossenden Lebens schaffen.

Beide Bereiche gehören zusammen, durchdringen sich, dürfen nicht getrennt werden. Sie gehören zusammen, wie der übergroße, grünende Baum im Bild anzeigt. Er wurzelt in der Erde, zugleich aber ragt er in das Überirdische, den Himmel hinein.

Von seinem Platz aus schaut der Maler über das Sichtbare hinaus und gelangt verständlicherweise an die Nahtstelle der Verbindung von Irdischem und Überirdischem, Leiblichem und Geistigem. Das ist der Mensch in sich selbst und in seinem Miteinander und Gegenüber, zumal in Mann und Frau. Im Baum erblickt er, eingebettet in die Laubkrone, eine Frau. In seinem Denken und Fühlen freudig erregt, schaut er zu ihr auf.

Diese Polarität, die Zweieinheit von Mann und Frau, angedeutet auch in der zum Maler hin dunklen und zur Frau hin grünen Baumhälfte ist für den Maler, seine Inspirationen und sein Schaffen sehr wichtig.

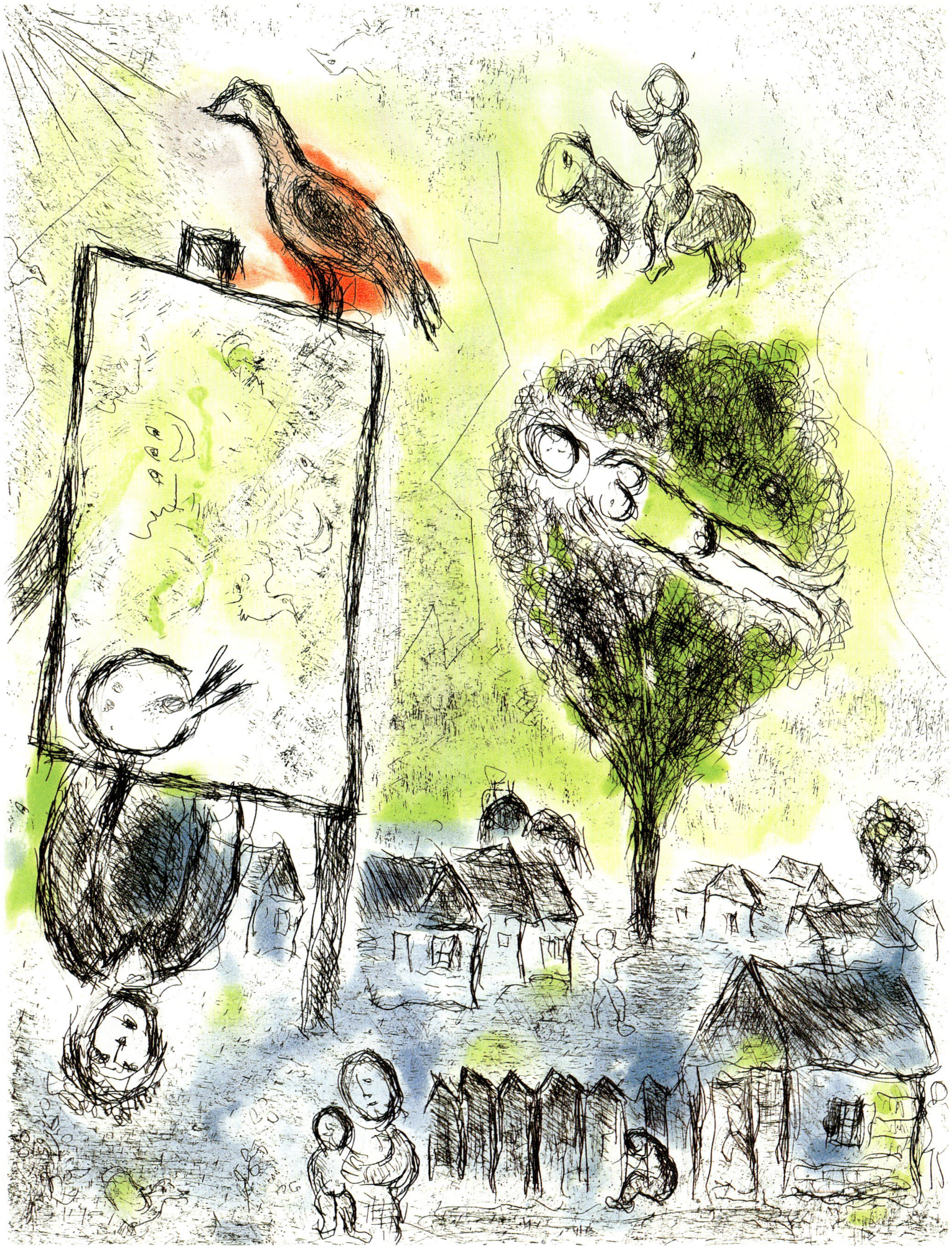

Weil die Polarität der Geschlechter die Schöpfung geistig, emotional, leiblich so sehr bereichert, hat der Maler sie verstärkt in den eingezeichneten, von oben nach unten führenden, geraden, kantigen Linien des Männlichen in der linken Bildhälfte und in den runden Formen des Weiblichen nahe dem rechten Bildrand. Der busenartigen Rundform hat Marc Chagall einen Mann kopfüber eingezeichnet, der, offensichtlich fasziniert, sich darin birgt. Auch der Mann unterhalb des Baumes auf dem Platz freut sich tanzend und mit erhobenen Armen an der im Bild gemalten unversehrten Schöpfung.

Über dem Baum – in den Lüften – erblicken wir einen Reiter mit seinem Pferd. Tiere sind bei Chagall oft Symbole für Leben und Lebendigkeit. Der Reiter lenkt es hinüber in die linke Bildhälfte, und sein Arm weist auch dorthin. Reiter und Pferd haben somit wegweisende Bedeutung in Richtung »Leben«.

Im linken Bildbereich zeigt der Künstler auf, was ihm nötig ist, um sichtbare und unsichtbare Welt zu malen. Im Bild auf der Staffelei finden wir ganz zarte Andeutungen, eingewoben in die Umgebung außerhalb des Rahmens. Das Bild wirkt dadurch fast wie ein Spiegel. Am linken oberen Rand ist verschwommen ein Gesicht im Profil angedeutet, das in den darunter befindlichen, klar gezeichneten eine Steigerung erfährt. In drei untereinander gemalten Augen wird die für den Maler so wichtige, besondere Art des Schauens betont, die Marc Chagall in mystischer Weise gegeben war.

Es sind die geistigen Kräfte des Sichaufschwingens, die im Symbol des Vogels dargestellt sind. Es sind die fraulichen Kräfte im lunarischen Symbol des Weiblichen, deren der Künstler so sehr bedarf. Nicht von ungefähr geht der dreifache Blick zur Mondsichel und weiter zu der Frau im Baum. Zugleich ist der Mond »Zeitzeuge«, worauf er zunehmend und abnehmend hinweist. Marc Chagall war sehr fleißig. Von ihm stammt das Wort: »Das Leben ist ein Geschenk, für das man arbeiten muß.«

Die Bedeutung der geistigen Kräfte ist nochmals gesteigert in dem durch kräftige Konturen herausgehobenen Vogel, der sich auf dem Bild der Staffelei niedergelassen hat. In ihm wird veranschaulicht, daß die Verstandeskraft allein nicht ausreicht. Sie muß mit der Liebeskraft des Gemütes, des Herzens und der Sinne verschmolzen sein. Deshalb das pointiert eingebrachte Rot der Liebe!

Doch selbst Kopf und Herz zusammen genügen nicht. Der Vogel schaut zur linken oberen Bildecke auf, wohin das Pferd stapft, der Reiter zeigt. Die Frau im Baum liegt in dieser Schräge und der Blick des Malers reicht in die Spitze hinauf. Strahlen ergießen sich aus der Ecke links oben ins Bild, denn zuhöchst bedarf der Maler der Einstrahlung von oben, die im Zusammenwirken mit Schauen, Denken, Fühlen, Lieben seine Traumvision Gestalt gewinnen läßt dank geschenkter Eingebung.

ZÄRTLICHKEIT

Tendresse

So ist das zuweilen im Leben: Die Welt steht auf dem Kopf. In der linken oberen Bildecke sehen wir in dem Ort Häuser mit dem Dach nach unten. Zwischen den Häusern ist so etwas wie Dickicht, ein dunkler Knäuel, der eine Ahnung von Verstrickung schafft.
Neben dem umgestülpten Haus am oberen Bildrand ist ein Mann mit dem Kopf nach unten gemalt und ebenso ein zweiter am rechten Bildrand oben. Beide stürzen kopfüber herab in freiem Fall. Vielleicht illustrieren sie den abgestürzten, »gefallenen« Mann.
In der Bildmitte oben fliegt ein großer Vogel. Die Art, wie er gemalt ist, läßt ihn aufgeschreckt, verstört erscheinen. Als ob Gefahr drohe, ist er aufgeflattert, um aufziehendem Unheil zu entfliehen.
Es muß etwas passiert sein. Der Eiffelturm steht nicht, zeigt nicht nach oben. Er ist gefällt, umgelegt, ein Bildzeichen dafür, daß etwas abgebrochen ist. Es ist eine Unheilspassage, die sich vom oberen linken Bildrand bis zum rechten Bildrand hinzieht. Auch das Gemälde auf der Staffelei ist aus dem Lot geraten, hängt zur Bildmitte hin schief, weist hin auf eine etwas »ver-rückte« Situation.
Mit dem Blumenstrauß in dem Krug auf dem Tisch, einem Gruß des Liebsten, hatte es wohl begonnen, weitergeführt in dem ebenfalls abgebrochen wirkenden Gemälde auf der Staffelei. Schwarze Blumen haben sich unter die gelben und roten gemischt und überhandgenommen.
Im Strauß erblicken wir ein männliches Gesicht. Der Kopf ist geneigt. Der Haarschopf fällt nach vorn und bildet zugleich die vordere Begrenzung einer Mondsichel, deren hintere Rundung in den Strauß hineingemalt ist. Die Mondsichel ist Symbol für das Weibliche, die Frau. Wie schuldbewußt, so läßt er den Kopf hängen, starrt mit leerem Blick auf die zu ihm hin geöffnete, weiße Mondsichel.
Mit Liebe dürfte es zu tun haben, wie die Rottöne über ihm und hinter ihm im Strauß vermuten lassen. Alles war so hell und licht, wie die gelben Blumen im Bouquet. Aber dann muß etwas geschehen sein, was die Frau verletzt, die beiden auseinander gebracht hat. Sehnsüchtig sieht er nur mehr den Mondschein, träumt noch von ihr. Die Geliebte aber, im Symbol der kleinen, düster gehaltenen, nach oben geöffneten Mondsichel darüber, ist von ihm abgewandt.
Die Verbindung vom Bild auf der Leinwand zu den groß gemalten Bildelementen zur Linken geschieht in dem wiederkehrenden Rotton des Straußes in der jungen Frau, hervorleuchtend durch ihr Gewand aus schwarzem Tüll.
Der Rotton strömt ausgehend vom Herzen in den linken Arm und in den Leib, dürfte somit etwas mit ihrem liebenden Herzen zu tun haben, der schwarze Tüll mit ihrer Traurigkeit. So geht es hier um Liebeskummer, Liebesleid. Ihr Gesicht wirkt sehr traurig. Wie die kleine

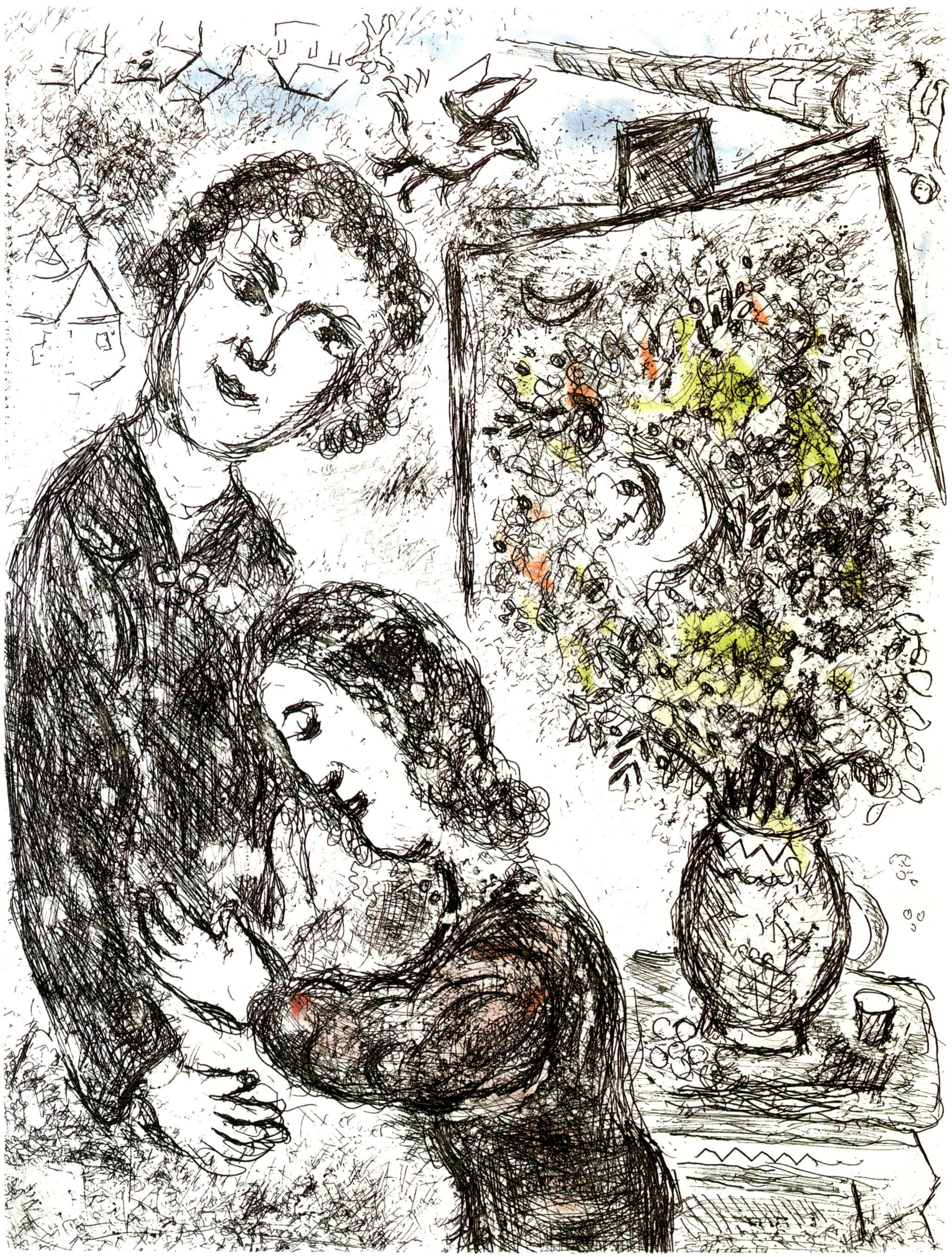

Mondsichel im Gemälde oben, so ist auch sie abgekehrt von dem Gesicht des Mannes im Strauß. In ihrem Leid ist die junge Frau – wie in den Jahren der Kindheit – dorthin geeilt, wohin sie immer kommen darf und kann mit allem Kummer: zu ihrer Mutter. Vor ihr scheint sie zu knien, ihren Schoß umfangend, die Stirn an ihrer Brust, um sich auszuweinen.
Die Mutter sitzt da, will nichts anderes, als dasein für die Tochter. Der Kopf ist leicht geneigt, ihr zugewandt, um mit der Aufmerksamkeit des Herzens hinzuhören. Der Blick ist voll Liebe und Verständnis auf ihr großes Kind gerichtet. Sie strahlt viel Mütterlichkeit, Zärtlichkeit aus. Ihre Herzen und die beiden Hände sind sich nahe. Die Tochter sucht Nähe. Die Mutter schenkt sie ihr, bereit, ähnlich wie einst, die Tochter an der Hand zu nehmen, Trost zu schenken in der Traurigkeit.
»Zärtlichkeit« ist dieses Bild betitelt. Es geht um Zärtlichkeit in einer ganz bestimmten Situation. Es ist die Zärtlichkeit des Tröstens in der Traurigkeit.
In der Grafik wird deutlich, was für Marc Chagall kennzeichnend ist. Malt der Künstler Leid, Kummer, Traurigkeit, erzählt er im Bild, wie es dazu kam, so beläßt er die Leidenden und uns, die Beschauer, nicht darin, sondern weist in Bildelementen der Hoffnung immer darüber hinaus, wie wir das auch in der Bibel finden.
Unsere Grafik birgt Elemente der Tröstung: die Mutter zur Linken, die die Traurigkeit der Tochter auffängt, mitträgt, die sie trösten kann. In ihrer Traurigkeit ist diese nicht alleingelassen. Sie fühlt sich angenommen, verstanden und geliebt. Das tut gut.
Auch in der jungen Frau selbst liegt Hoffnung, weil sie Hilfe sucht, sich der Mutter anvertraut, sich trösten lassen will. Tröstend sind – trotz allem, was geschehen sein mag – die Blumen zur Rechten. Ihnen ist es eigen, in Schönheit, Farbigkeit Freude zu wecken. Zugleich erinnern sie daran, daß Zweige auch nach Frost und Winterzeit neue Blüten treiben. Das ist auch in der Liebe möglich.
Da ist der Mond mit seinem milden, tröstenden Licht. Er ist Symbol für die Frau, aber auch für den Wechsel der Zeit, das Vorübergehen. Auch Kummer, Leid, Traurigkeit vergehen, können sich wandeln.
Da ist der Vogel, der im Aufflattern, Zur-Höhe-Fliegen einlädt, es ihm nachzutun im Sich-Erheben zu dem über uns, der am besten trösten kann.
Und es fehlt auch nicht an blauem Himmel, der auf seine Art dem Dunkel entreißt, Tröstung schenkt, positivem Lebensgefühl Raum gibt und hinweist auf ihn, den wir ansprechen: »Vater im Himmel.«
Dieser gemalte Traum birgt in sich die gute Botschaft, daß Traurigkeit Trost finden und überwunden werden kann durch Zärtlichkeit.

DIE STAFFELEI

Le Chevalet

Himmlische Atmosphäre durchströmt das Atelier. Mystisches Blau, das sich verdichtet in der Gestalt des Künstlers. Selbst vom Mysterium durchwaltet, dem seine Kunst entstammt und gilt, ist der Maler vom Ergebnis seines künstlerischen Schaffens, dem Bild auf der Staffelei, sichtlich angetan. Die Palette trägt er in der rechten Hand, die linke liegt, in das Gewand geschoben, auf dem Herzen.
Der Maler bestaunt sein Bild, ist es doch, wie er sagt, »Widerschein des eigenen Ichs«. Schwebend hat er sich in seinem Atelier gemalt, umwoben von wolkenartigen, blau-weißen Gebilden. Sie lassen an sein Wort erinnern: »Meine Träume, ich habe sie über den Wolken versteckt.« Dem Schwebezustand in der Grafik entspricht seine Befindlichkeit, die er so charakterisierte: »Manchmal habe ich den Eindruck, daß ich ein ganz anderer bin, zwischen Himmel und Erde geboren.«
Das Motiv des Bildes auf der Staffelei ist der Bibel entnommen. Dargestellt ist aus dem Traum Jakobs die Himmelsleiter (Gen 28,12). Sie steht auf der Erde und ragt in himmlische Lichtsphären. Engel fliegen herbei, steigen auf und nieder. Der obere in Goldgelbton gehaltene Bereich ist der himmlische, der untere in grau-weiß ist der irdische Bereich.
In der Kunst von Marc Chagall findet ein reger Austausch zwischen Himmel und Erde statt, wie es der Bibel entspricht. Weil unsere Welt Schöpfung Gottes ist, kann es gar nicht anders sein, als daß sie in allen Schöpfungs- und Lebensbereichen über sich hinausweist, transparent ist auf Gott hin. Deshalb ist es ein zentrales Anliegen des Malers, die Zusammengehörigkeit von Himmel und Erde in der Kunst zu verdeutlichen, die vielfältigen Wechselbeziehungen aufzuzeigen.
Die Malerei war für Marc Chagall nicht nur irdisches Tun. Am 13. Juli 1982 sagte mir der Künstler, mit dem Finger nach oben zeigend und ausdrücklich seine Frau mit einschließend: »Ich arbeitete für den Himmel, auch Vava.«
Darauf spielt auch der leere Hocker zu Füßen der Staffelei an. Der Künstler darf nicht »seßhaft« – deshalb leer – dem Irdischen verhaftet sein. Seine Kunstwerke müssen darüber hinaus weisen, wie dies in der Himmelsleiter und dem Schwebezustand anschaulich dargestellt ist.
Zu Füßen der Himmelsleiter und auf sie hin geöffnet, liegt mit aufgerichtetem Oberkörper ein Mann. Er hat eine Schriftrolle im Arm, die er umfängt, an sich drückt, auf die er gottversunken schaut. Er ist in die Bibel verliebt, wie dies im Wort des Propheten Jeremia aufklingt: »Kamen Worte von dir, so verschlang ich sie; dein Wort war mir Glück und Herzensfreude« (Jer 15,16). Daß es hier um Liebe geht, darauf weist der Rotton in der liegenden Gestalt und in der Torarolle hin. Gottes Wort birgt Gottes Liebe und ruft zu Gegenliebe. Der Maler

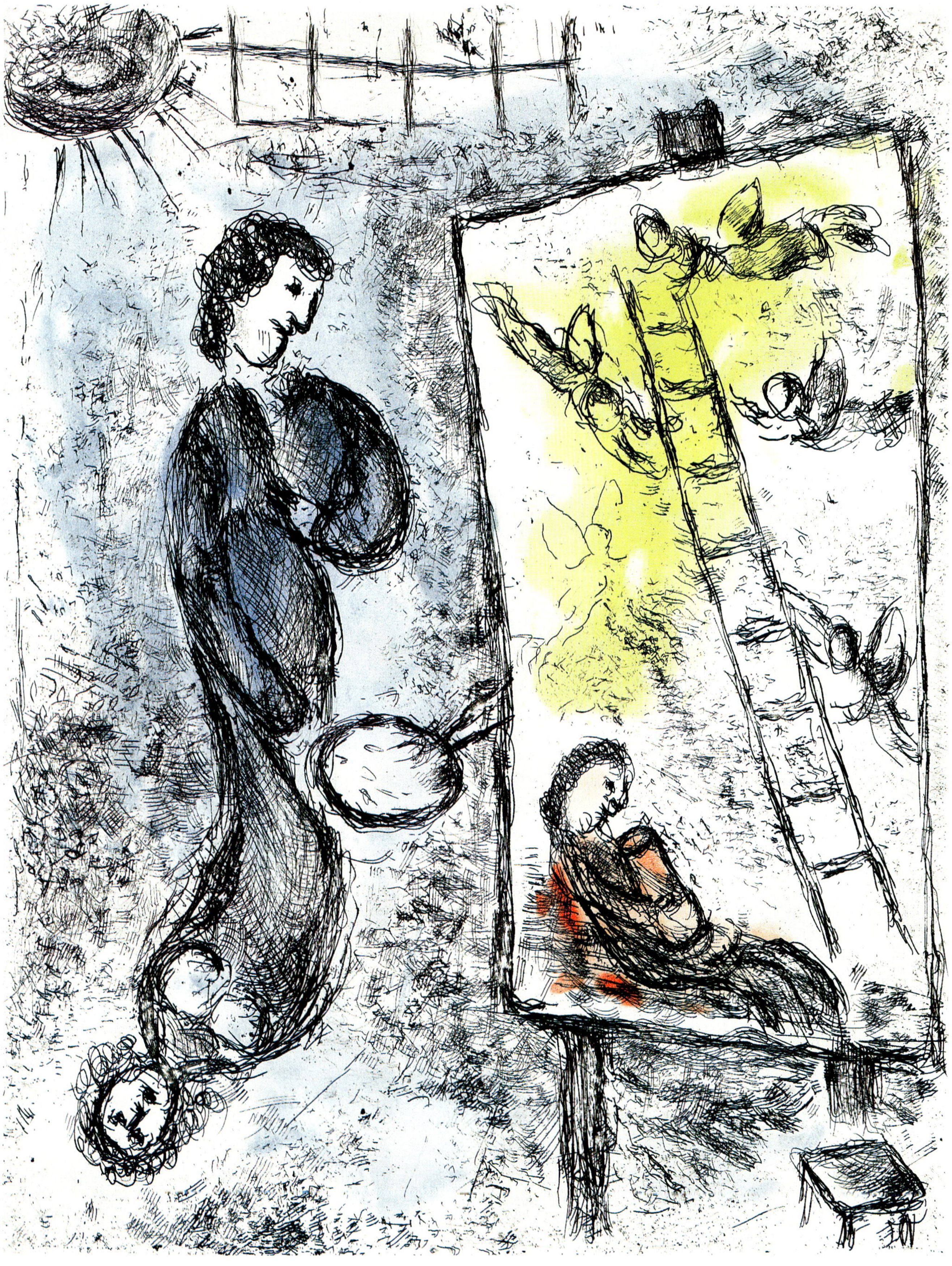

identifiziert sich mit dem die Bibel Liebenden. Sie ist Quelle seines künstlerischen Schaffens.
Von dieser biblischen Quelle her bleibt seine Kunst immer auch zutiefst menschlich. Von ganz großer Bedeutung ist für ihn die Frau, seine Frau. Deshalb hat er im Bild ihre und seine Gestalt zur Einheit verbunden. Ihre Leiber sind miteinander verschmolzen. Sie schwebt mit dem Kopf nach unten im Aufblick nach oben. Er schwebt nach oben mit dem Blick nach unten auf sein Bild zur Rechten. Sie trägt, begleitet, motiviert ihren Mann in seiner Kunst. Ihre frauliche Herzlichkeit und Liebe gibt ihm Stand.
Die Erde ist »tellurisches« Symbol für die Frau. Wir sprechen von der »Mutter Erde«. Die Beziehung der Frau in ihrer Fruchtbarkeit zur fruchtbaren Erde ist unmittelbarer als die des Mannes. Deshalb ist die Frau in der Grafik mehr in grauem Erdenton gemalt. Diese Erdverbundenheit ist dem Maler wichtig. Er sagt: »Ich will eine Kunst der Erde und nicht nur des Kopfes.«
Ebenso ist der Mond, zumal die Mondsichel, Symbol für die Frau im Blick auf ihre Empfänglichkeit. Der Mond empfängt sein Licht von der Sonne. Von daher hat Chagall der Frau die Gestalt einer Mondsichel gegeben, die geöffnet ist zur Sonne in der Bildecke links oben.
Die Sonne, solares Symbol des Männlichen, und die Mondsichel, lunarisches Symbol des Weiblichen – beide in Grauton –, korrespondieren miteinander. Sonne und Mond sind in dieser Grafik nicht Lichtquelle. Für Licht sorgen das Goldgelb des göttlichen Bereichs und das mystische Blau. Sonne und Mond stehen für das Gesetz der Polarität – Tag und Nacht, Mann und Frau –, das die Schöpfung durchwaltet.
Da ist noch eine Lichtquelle gemalt. Sie ist das Fenster im Atelier. Fenster hatten es dem Künstler seit den Jahren seiner Kindheit angetan. Sie gewähren dem Licht Einlaß und ermöglichen hinauszuschauen. Doch das Fenster in diesem Blatt ist weit oben am Bildrand, nur in seinem untersten Teil sichtbar. Somit geht es hier nicht so sehr um Hinausschauen in die Umgebung als vielmehr um Hinaufschauen nach oben auf das, was darüber ist. Zu diesem Fenster paßt, was Marc Chagall von der Malerei sagte: »Sie schien mir wie ein Fenster, durch das ich hätte davonfliegen können, einer anderen Welt entgegen.« Die Himmelsleiter im Bild auf der Staffelei ist gleichsam weitergeführt im Fenster mit dem Blick zur Höhe.
In der Grafik »Die Staffelei« ist ein Bild gemalt, in dem Marc Chagall in meisterhafter, geheimnisvoller Weise den Quellgrund seines künstlerischen Schaffens offenbart.

DER MALER

Le Peintre

Überragend groß, in den Himmel aufragend, alles unter sich lassend, wächst ein Liebespaar aus dem Bildgrund empor. Blau umfängt das Doppelgesicht, andeutend, daß das Paar eingetaucht ist in das himmlische Geheimnis der Liebe. Zartes Rot, die Farbe der Liebe, weist zugleich darauf hin, eingewischt in die beiden Gesichter, den Hals und die Brustpartie der Frau. Der Mann, im Profil gezeichnet, schaut zum linken Bildrand. Die Frau blickt mehr nach rechts, ohne den Beschauer aus dem Auge zu verlieren. Beide, Mann und Frau, sind bei gewahrter Individualität im Doppelgesicht zur Einheit verschmolzen. Der Blick des Mannes geht hinüber zu einem anderen am linken Bildrand, der sehr klein und in nur wenigen Strichen angedeutet ist. Zur Begrüßung hat er seine Hand zum Paar hin ausgestreckt.
Wer dieser Mann ist, das verrät der Maler selbst. Unter die Hand hat er in Spiegelschrift »Chagall« geschrieben. Es ist somit der Künstler selbst, oberhalb seiner Geburtsstadt Witebsk. Die Kirche mit Kuppel und Kreuz ist ihm wichtig, weil sie – die Häuser überragend – als Gotteshaus auf eine höhere Wirklichkeit hinweist.
Vom linken Bildrand schaut Chagall zur Doppelgestalt hinüber. Da sich die Augen des Künstlers am Rand und des Mannes im Liebespaar begegnen, und das Paar Witebsk zugeordnet ist, dürfte auch der Mann im Liebespaar der Maler selbst sein. Bei der Frau kann es sich dann nur um Bella Rosenfeld handeln, die ebenfalls in Witebsk gebürtig einer jüdischen Juweliersfamilie entstammte. Dazu paßt das Kollier an ihrem Hals.
Der Blick des Mannes im Liebespaar geht träumerisch ins Leere. Man spürt, wie sehr er der Ergänzung, des Du in seiner Geliebten bedarf. Deshalb ist sie auch größer gemalt.
Die Frau im Paar, sehr ansprechend, wohlgeformt, schaut in andere Richtung, vielleicht um die Sehnsucht in ihm zu erhöhen, sie in ihrer fraulichen Schönheit zu sehen. Wie sehr sie ihrem Mann zugetan ist, das zeigt die zwischen den beiden Gesichtern zu ihm hin geöffnete Mondsichel an, Zeichen weiblicher Empfänglichkeit.
Da schwebt vom oberen Bildrand links König David mit der Krone auf das Liebespaar zu. Sein ausgestreckter, linker Arm mit rechter Hand deutet auf das Paar. Zugleich aber will er nach der Lyra greifen, die ein Hahn – im Gemälde auf der Staffelei rechts unten – David entgegenbringt, die Harfe für ein Liebeslied.
In die Grafik sind vier Fahnenträger eingefügt. Einer schwebt über Witebsk links oben. Ein anderer am rechten Bildrand kommt kopfüber vom Himmel herab. Auf seine Fahne ist der Davidstern gemalt. Zwei weitere befinden sich im Bild auf der Staffelei. Allen Fahnen ist gemeinsam, daß sie ihre Träger überragen.

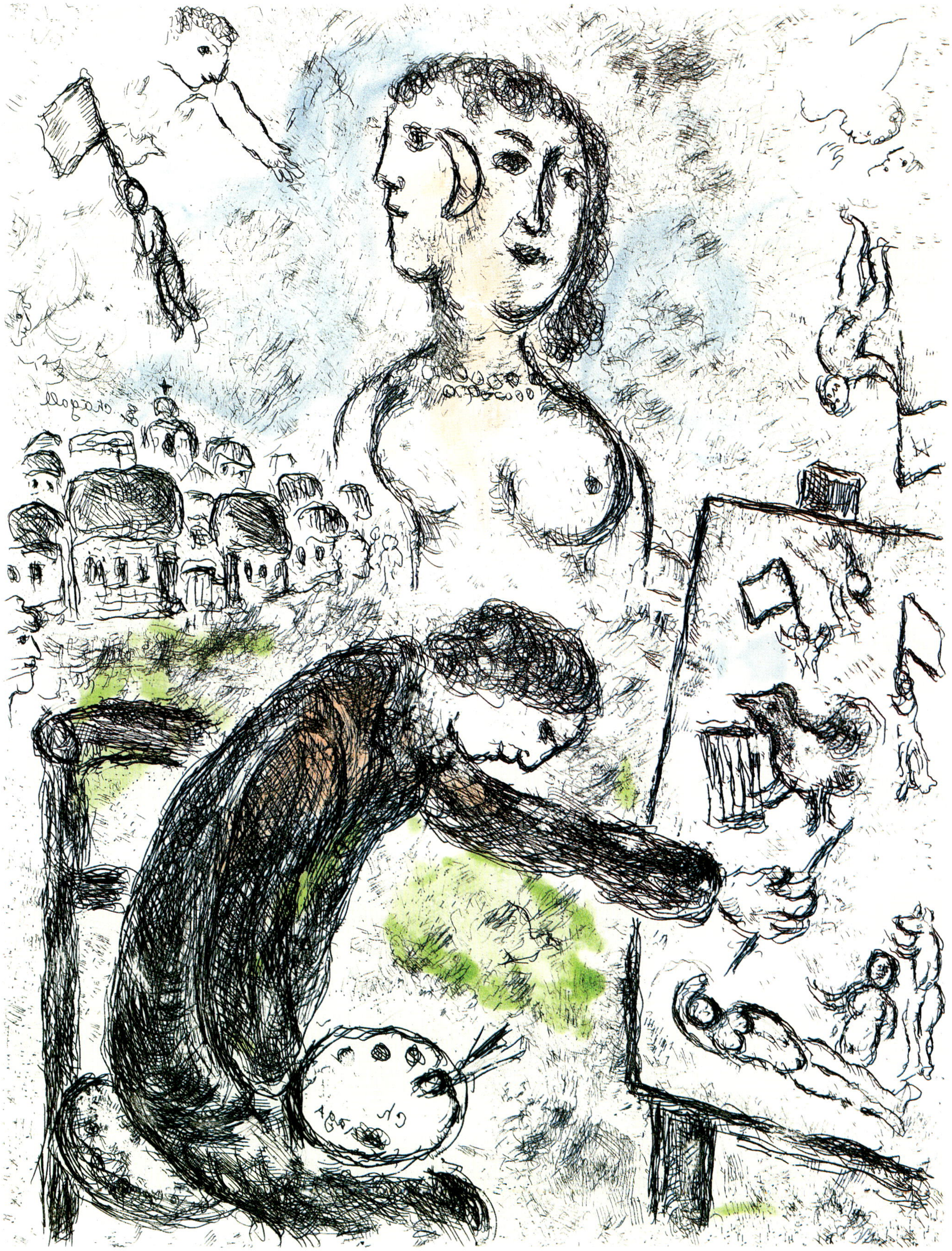

Es geht in der Grafik um ein »überragendes« Geheimnis, dem festlicher Fahnenschmuck gebührt. Die vom Himmel herabkommende Fahne mit dem Davidstern läßt an das in der Bibel verkündete Geheimnis des Liebesbundes Gottes mit seinem Volk Israel denken.
König David gegenüber in der rechten oberen Bildecke – klein und nur umrißhaft gezeichnet – ist ein Engel, der sich einem Menschen zuneigt, von dem nur Gesicht und Hand erkennbar sind. Vielleicht ist es auch hier der Maler, der von oben Eingebungen für sein Bild empfängt.
Daß es um Überragendes, Erde und Himmel Tangierendes geht, das deutet auch jener Engel an, der vom oberen Rand des Bildes auf der Staffelei herabschwebt. Der Fahnenträger darunter hebt jubelnd die Arme, und daneben ist Blau des Himmels eingebracht. Der Hahn mit der Lyra korrespondiert mit einer Henne nahe David und einer anderen im Grünbereich.
Ein Mann mit Tierkopf – zuweilen Pseudonym des Künstlers – und eine Frau weisen in freudig-lebhafter Gestik auf den entstehenden Frauenakt hin.
Neben dem Liebespaar ist der Maler in der Grafik am stärksten herausgehoben. Auf einem Stuhl vor der Staffelei sitzend, hält er mit der rechten Hand die Palette, in die – wieder in Spiegelschrift – Buchstaben des Namens »Chagall« geschrieben sind. Er malt mit rechter Hand am linken Arm. Das bedeutet: mit von Gott inspirierter Hand, denn die »Rechte« ist in der Bibel Gott reserviert. Nicht in realistischer, sondern in übergründiger, supranaturaler Malweise will der Maler dem Geheimnis der Liebe von Mann und Frau Ausdruck verleihen.
Der Künstler sitzt da, über die Leinwand gebeugt, in seine Arbeit vertieft. Die gebeugte Haltung ist zugleich Verbeugung. Marc Chagall verbeugt sich ehrfürchtig vor dem gottgegebenen Geheimnis, das er malt.
Es ist ein liegender Akt, eine Frau, die bereit ist zu lieben und geliebt zu werden. In dem um ihren Kopf gelegten Arm ist Hingabe, Empfänglichkeit zusätzlich betont. Entsprechend seinem biblischen Weltbild steht Marc Chagall der Leiblichkeit des Menschen völlig natürlich, unbefangen gegenüber. Er vermag sich an gottgeschenkter Schönheit des Leibes zu erfreuen, wie sie sich auch im Liebespaar darstellt.
Marc Chagall verbeugt sich vor der Liebe, die er selbst erfahren hat und erfährt, aus der heraus er lebt, liebt und arbeitet, wie er sagt: »Man tut nichts, wenn man nicht liebt.« So schimmert auch das Rot der Liebe im Paar über ihm in der Schulter- und Herzpartie des Malers durch sein dunkles Gewand hindurch. Er ist dem Leben verbunden, lebensbejahend, lebensfroh, wie eingebrachtes Grün sprossender Vegetation zu erkennen gibt. Nicht nur um den Maler geht es im Bild, sondern um viel mehr: um Unbefangenheit, Bewunderung, Ehrfurcht – um Verbeugung vor der Liebe.

DAS PAAR

Le Couple

Der erste Blick fällt auf den Maler mit der Palette. Auffallend ist, daß er mit einem Tierkopf, dem Kopf eines gehörnten, gut-mütig dreinschauenden Tieres gemalt ist. Der gemalte Maler ist Marc Chagall selbst, wie die doppelte Signierung im Bild kundtut. Wir finden in Spiegelschrift in der Bildecke unten links M und Ch, die Anfangsbuchstaben, und zur Palette hin, von rechts nach links »Chag«.
Was soll der Tierkopf? Der Maler bekennt sich damit zu dem, was Menschen und Tiere gemeinsam haben: die Sinne, Leidenschaften, Triebe. Es sind sehr wohl – wenn auch nicht allein – die mit der Geschlechtlichkeit eingeschaffenen, sexuellen Kräfte, die ihn aktivieren, beflügeln, motivieren, aus denen heraus er seine Kunstwerke schafft. »Ich will eine Kunst der Erde und nicht nur eine Kunst des Kopfes«, sagt Marc Chagall, »denn alle Natur ist fromm.« Dementsprechend schimmert Grünton durch sein Gewand, die Farbe von Wachstum, Vitalität, sprossend-treibender, pulsierender Lebenskraft. Seine Leiblichkeit ist es, deren sich der Maler bewußt ist, die er als ihm gegebene Gabe, zu ihm gehörig, dankbar bejaht.
Marc Chagall kennt von der hebräischen Bibel her keine Leibfeindlichkeit. Der Leib fällt nicht aus der Schöpfung heraus, sondern ist ihr integriert, bereichert die Schöpfung. Die leiblichen Kräfte gehören ebenso zu ihr, wie etwa Sonne, Mond, Sterne, Tier, Baum und Blumen in diesem Blatt.
Der Maler ist seinem Bild auf der Staffelei zugewandt. Er hat ein Liebespaar gemalt. Der Liebende schaut auf die Geliebte, von ihr fasziniert, in sie versunken. Die Geliebte, Zärtlichkeit empfangend, überläßt sich ihm und ihrem inneren Glück. Die Blumen in Schale und Krug, wie auch der Baum, ziehen sich – einer zur Geliebten hin geöffneten Mondsichel ähnlich – rechts von der Frau am Bildrand hoch. Im Grünen und Blühen vermögen sie Gleichnis zu sein für ihren Liebreiz, ihre Schönheit. Die Gesichtszüge im Tierkopf lassen den Maler auf die Frau fixiert erscheinen. Er träumt von Liebesglück. Sehnsüchtig und nicht ohne Begehren blickt er auf sie, wie dies der Sehnsucht der Geschlechter entspricht.
Dem Blick folgt seine rechte Hand am linken Arm, die er behutsam auf die Brust der Frau legt, wie auf ein kostbares Geschenk. Seine Emotionen fließen in sein künstlerisches Schaffen ein, wie der Grünton auch im Arm erkennen läßt. Er deutet mit dieser Geste auf das glückliche Paar, das nicht nur auf der Leinwand existiert, sondern in vielen Häusern – oberhalb der Staffelei ins Bild gebracht – zu Hause ist. Inmitten der Anonymität der Großstädte – wie hier Paris – ist Intimität, persönliche Zuwendung den Menschen lebenswichtig.
Das in die Schöpfung verwobene Gesetz der Polarität von Mann und Frau wiederholt sich in der Grafik in dem Maler und hinter ihm in der

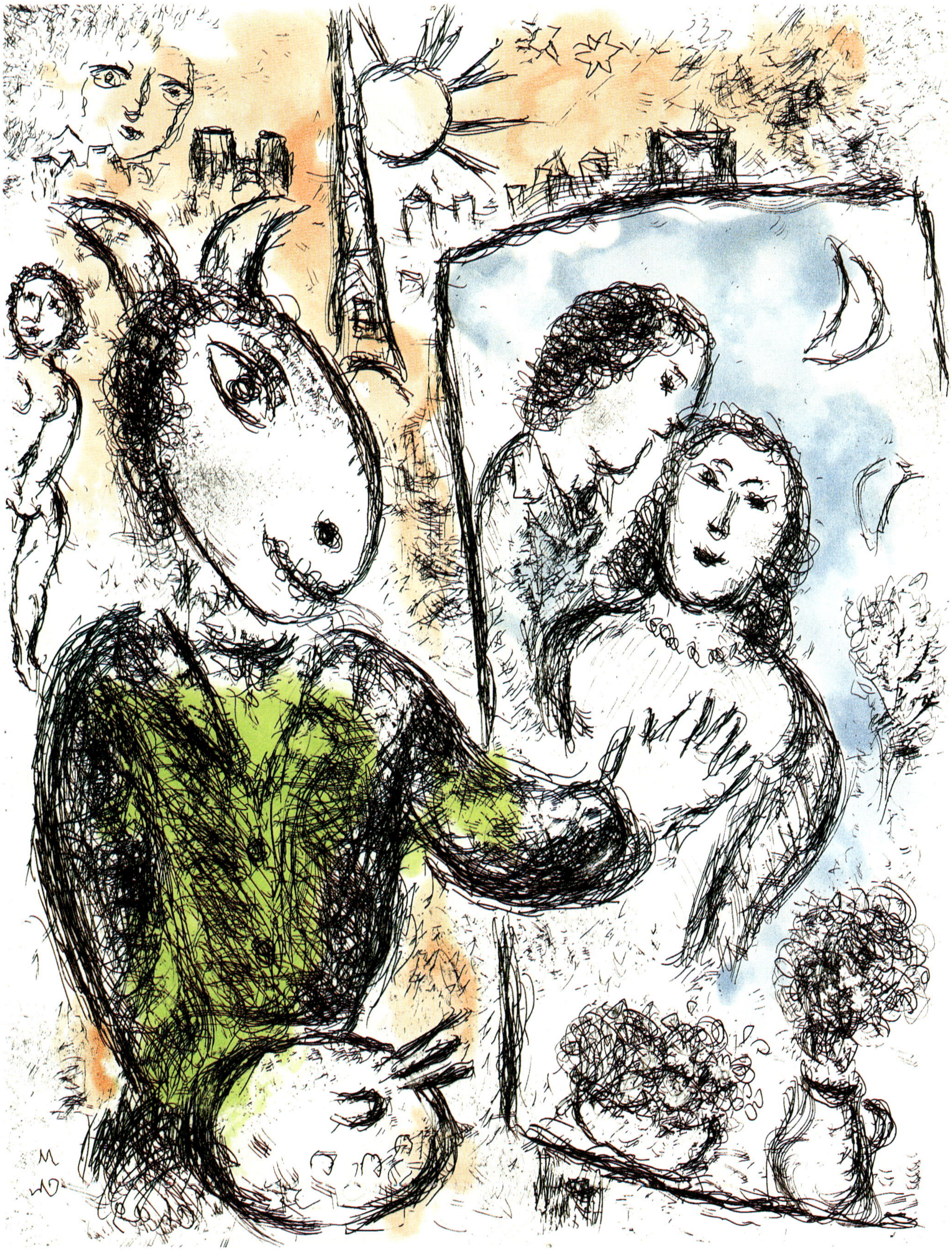

am linken Bildrand dargestellten, auf ihn hin orientierten Frau, wie auch in den Symbolen des Männlichen und Weiblichen: Sonne und Mond.

Zugleich aber verklammert der ausgestreckte Arm des Malers die beiden Bildhälften der Grafik miteinander. Begegnet uns in der linken Bildhälfte das Grün der Vegetation und Lebenskraft, umspielt in der rechten blauer Himmel das Paar. Damit überschreitet Marc Chagall die Leiblichkeit und eröffnet eine weitere, dem Liebespaar gegebene Dimension. Ähnlich und doch wieder anders als die Himmelsleuchten – Sonne, Mond und Sterne – schweben Mann und Frau in ihrem einander Zugetansein im blauen Himmel. Im Paar, das miteinander glücklich ist, gibt es eine himmlische Komponente, Transparenz über das Irdische hinaus. Das betont der Maler zusätzlich in dem wie ein erhobener Finger zum Himmel zeigenden Eiffelturm und links davon in der Fassade mit den Türmen des Gotteshauses Notre-Dame in Paris. Das Liebespaar spiegelt in der Zeitlichkeit – zunehmender und abnehmender Mond im Bild – etwas von dem ewigen Bund Gottes mit uns Menschen, seinem Bund mit Israel, seinem Volk, wie der sechszackige Davidstern, rechts von der Sonne kundtut.

Diese Schau aber wird nur dem gegeben sein, der die entsprechende Weltanschauung hat, wer von oben her auf die Welt schaut, von Gott her, wie sie der Bibel und von ihr her Marc Chagall zu eigen ist. So sehen wir in der linken oberen Bildecke neben Notre-Dame über Häusern ein Gesicht, das mit weit geöffneten Augen staunend auf das im Bild gestaltete Liebesgeheimnis herabschaut.

Da ist das Rot, das die Freiflächen durchströmt im oberen Bereich der Grafik, den Bildgrund um den Künstler – selbst die Hörner! – und den Zwischenraum zum Bild auf der Staffelei. Der dem Abendrot ähnelnde Farbton schafft die Atmosphäre der Liebe. Auch im Gesicht des Schauenden links oben finden wir den Rotton, denn »man sieht nur mit dem Herzen gut« (Saint-Exupéry). Liebe macht sehend.

Irdisches und Himmlisches, Natürliches und Übernatürliches, Zeitliches und Ewiges, oben und unten, links und rechts in der Grafik stehen nicht im Gegensatz zueinander, sondern sind in der einen Welt Gottes vereint, durchdringen einander. Alle Lebensbereiche entstammen der gleichen Quelle.

Der Mensch ist eine Einheit. Mißachtet er ihm gegebene Schöpfungsgaben, schadet er sich, seinem Glück. Alle Schöpfungsgaben und ihre Bejahung bereichern das Leben. Jede Verneinung verarmt. Dem Ja zu Gott widerspricht nicht das Ja von Mann und Frau zueinander. Vielmehr gilt: Das Ja zu Gott wird verwirklicht im Ja zu Gottes Schöpfung, im Ja auch zur menschlichen Geschlechtlichkeit in Mann und Frau.

Spannungsausgleich, Harmonie zwischen den Lebensbereichen wird durch Liebe bewirkt. Nichts verklammert Himmel und Erde so sehr wie die Liebe. Es geht nicht um ein Entweder-oder, sondern um das Sowohl-als-auch.

PORTRÄT MIT BLUMENSTRAUSS

Portrait au bouquet

In raumgreifender Gestalt von der Größe der Darstellung her und in den Mittelpunkt gerückt, erblicken wir den Maler. Er wächst gleichsam aus der Grafik heraus. Andererseits wirkt er damit isoliert, einsam. Die ihn umgebenden Bildelemente treten deutlich zurück. Dennoch sind sie hochbedeutsam zum Verständnis des Malers und seiner Kunst. Sie bilden das Umfeld, in dem sich sein Leben und Schaffen bewegt. Mit ihm verbunden, weil seinem Leben integriert, ist die Palette mit den Pinseln. Er hält sie mit der verborgenen linken Hand, drückt sie an sich. Die rechte ist frei für sein künstlerisches Tun.

Auffallend sind die Blumen in der Vase. In der Intensität der Farben im Strauß liegt die Aussage, wie sehr der Maler Farben liebt und braucht. Wenn er mit Farben umgeht, fühlt er sich in seinem Element. Seine Liebe zu Farben entstammt der verschwenderischen Farbenpracht, die er in der Schöpfung erlebt, der er immer neue Anregung verdankt.

Da ist das Grün im Strauß, Symbol für Vegetation, Vitalität, Erdverbundenheit, das Gespür für Wachsen, Reifen, Blühen vermittelnd. Das ist dem Künstler wichtig. Die ihn umgebende Natur ist der Boden, auf dem er steht, lebt und schafft. Grün ist jedoch zugleich auch Zeichen für Innerlichkeit, Tiefe. Wieviel Wachstum beginnt unsichtbar im Schoß der Erde! Im Lindgrün seines Hemds bezeugt er seine Bewunderung für die Natur mit ihren vielfältigen, reizvollen Kräften.

Da ist das Rot im Bouquet, die Farbe des Blutes, der Leidenschaft und Liebe. Rot findet sich auch im Gesicht des Malers, im Bereich des rechten Auges. Er braucht den Blick der Liebe, macht doch nur Liebe sehend für die aus Liebe erschaffene und von ihr durchwaltete Welt. Auch in die Palette ist Rot eingewischt. Liebe will nicht in sich verschlossen bleiben. Sie will ausstrahlen, sich mitteilen. Deshalb fordert Chagall die Priorität der Liebe in der Kunst: »Talent und Genie sind nichts, ein Werk muß Liebe, Liebe, Liebe sein.«

Vom Rotton geleitet, sehen wir in Weiterführung der Diagonale vom Blumenstrauß über das Gesicht des Künstlers in der Bildecke links oben einen Artisten, stehend auf seinem galoppierenden Pferd. Er ist nicht von ungefähr im oberen Bildbereich gemalt, denn in jeglicher Kunst, wie Akrobatik, Musik oder Malerei, muß der Künstler sich bemühen, die Grenzen seines Menschseins hinaufzuschieben, nach oben hin zu übersteigen. Dazu bedarf es großer Anstrengung und Ausdauer. Der Artist muß seine Kunst sehr lieben, um die auf dem Weg zum Erfolg oft sehr leidvollen Strapazen immer wieder auf sich zu nehmen, sich und sein Pferd zu Höchstleistung zu führen. Deshalb ist dem Reiter, der im Gestus der erhobenen Arme sein Pferd und sich selbst übersteigt, das Rot der Liebe eingebracht.

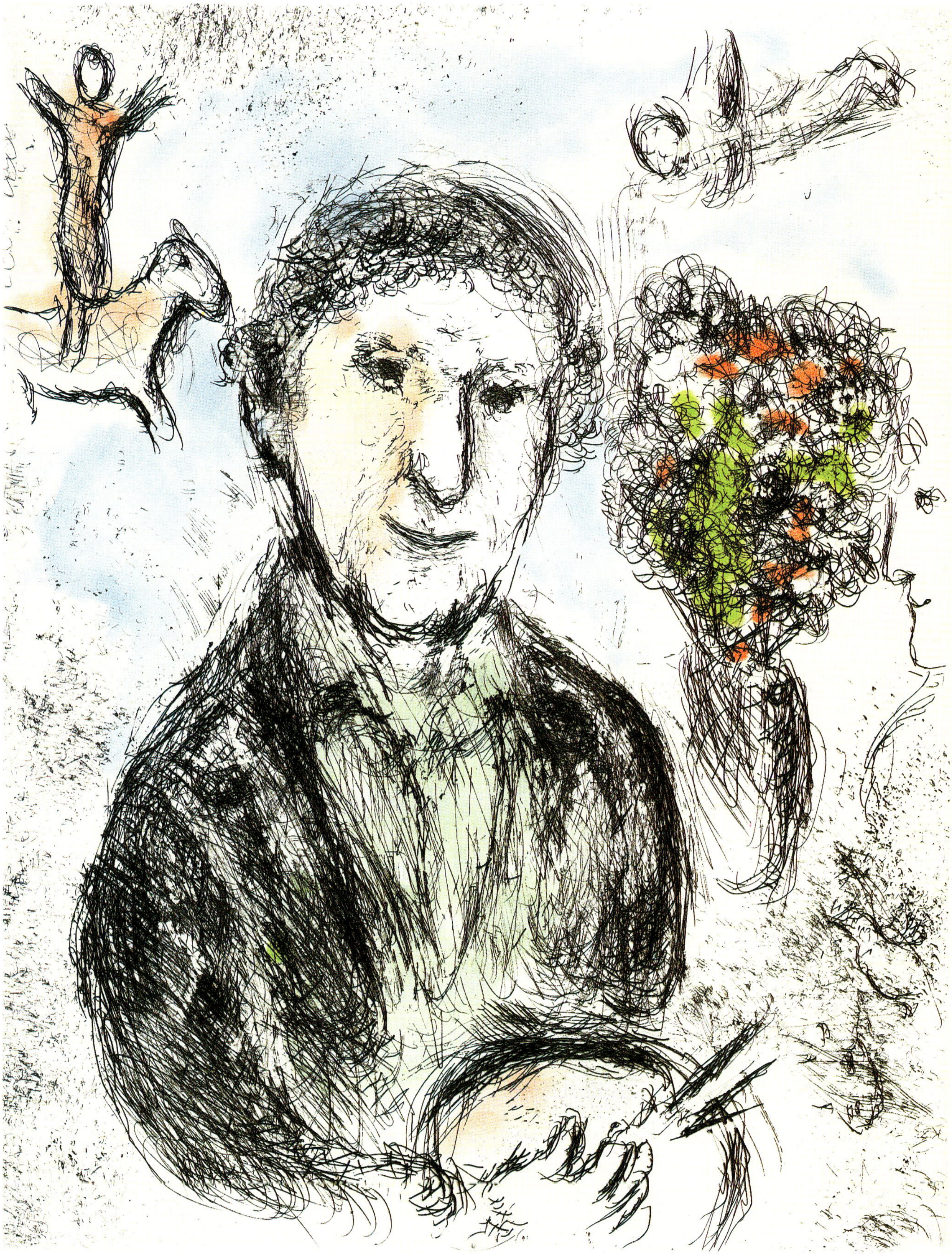

Nicht anders ist es in der Malerei. Marc Chagall spricht aus eigener Erfahrung, wenn er Studenten sagte: »Man kann nicht versuchen ein Ideal zu erreichen ohne immense Arbeit; man muß Stück um Stück von sich selbst geben.«
Zartes Blau des Himmels umspielt den Kopf des Malers. Er muß in die Welt des Unsichtbaren, Übernatürlichen eingetaucht sein, um von dort her liebend auf die Welt zu sehen, Übernatürlichem in Natürlichem Ausdruck zu verleihen.
Nicht ohne, aber auch nicht allein aus eigenem Bemühen vermag der Maler über sich hinauszuwachsen. Dazu bedarf es gleichfalls geschenkter Begabtheit, Erleuchtung, Eingebung, innerer Bilder – Gaben, die der von oben kommende, zu ihm herabfliegende Engel überbringt.
Am rechten Bildrand, nahe dem Künstler, angeschnitten im Profil, nur in sparsamen Strichen gezeichnet, sehen wir seine Frau. Sie ist schön. Ihre über die Stirn fallenden Locken verbinden sich mit dem Bouquet zwischen ihr und dem Maler.
Warum ist sie nur so bescheiden ins Bild gebracht? Chagall hatte das Glück, daß beide Frauen, die sein Leben teilten, wie für ihn geschaffen waren. Bella und nach ihrem Tod Vava wußten, er braucht viel Einsamkeit für seine große Kunst, die sie schaffen und hüten mußten. Seinen Gedanken, Eingebungen muß er folgen können. Dazu ist ihm in Liebe geschenkte Freiheit nötig. Und dennoch waren Bella und Vava so wichtig, daß er ohne sie nicht schaffen konnte. Er braucht die Nähe seiner Frau, daß sie da ist, ihn liebend anschaut. Dann werden ungeahnte Kräfte in ihm wach. Er bedarf der Liebe, der Geborgenheit.
Noch zwei Bildelemente gehören zum Umfeld des Malers. Neben den Pinseln auf der Palette mit Blick zum rechten Bildrand hin entdecken wir, ganz klar gezeichnet, den Kopf einer Ziege. Sie ist mehr der Erde, dem Irdischen zugewandt, der Wiese, auf der sie grast. Und über ihr befindet sich – deutlich durchgezeichnet – ein Vogel, und darüber – nur angedeutet – ein weiterer. Sie sind dem Maler zugewandt, ihre Schnäbel zeigen nach oben. Ist es doch den Vögeln eigen, nicht nur auf der Erde zu verweilen, sondern sich in die Lüfte, den Himmel aufzuschwingen.
Beides braucht der Maler. Im Grenzbereich des Irdischen und Überirdischen lebend und wirkend, muß er ständig nach oben und nach unten schauen zum Erfassen und Vermitteln sichtbarer und unsichtbarer Wirklichkeit.
Die Grafik ist mehr als nur »Portrait mit Blumenstrauß«. Sie schenkt Einblick in das Geheimnis künstlerischen Schaffens.

ERINNERUNG AN PARIS

Souvenir de Paris

Eine Grafik voller Bewegung! Das entspricht der beschwingten, lebensfrohen Atmosphäre von Paris mit den Wassern und Brücken der Seine. Die Silhouette der Stadt zieht sich vom linken zum rechten Bildrand und teilt damit zugleich die Grafik in einen größeren Bildbereich über der Stadt und einen kleineren darunter.

Marc Chagall liebt Frankreich und besonders Paris. Von Frankreich spricht er als dem Land, »wo ich zum zweiten Mal geboren wurde« und von der Hauptstadt »Paris – du mein zweites Witebsk«. Hier erlebt er seit 1910 die »Sonne der Kunst, das erstaunliche Licht, das Freiheit bedeutet: lumière – liberté«.

Kein Wunder, daß Chagall von Paris träumt und viele Bilder mit Motiven der Stadt gestaltet hat. Mit seinem Verleger Ambroise Vollard besuchte er gerne Vorstellungen im Zirkus.

Artisten, wie die graziöse Zirkustänzerin in der Bildecke rechts unten, faszinieren ihn. In erstaunlicher Beweglichkeit bringt sie es fertig, sich wie eine Brücke über den Rücken ihres Reittieres zu wölben, ähnlich den Bögen der Brücke über die Seine. Ihr Partner greift die Bewegung in umgekehrter Richtung auf, verstärkt sie. In beiden – seiner Brust und ihrem Leib – findet sich etwas Grün, die Farbe der Vitalität, Lebenskraft.

Die Bildkomposition führt uns – Steigerung erwarten lassend, weil größer gemalt – in die linke untere Bildecke. Ein Liebespaar in inniger Umarmung schwebt mehr als es reitet auf einem gemächlich dahinschreitenden Pferd. Das Tier trägt und dient zugleich der Fortbewegung. So wird es Zeichen für die Kraft liebender Menschen einander zu tragen, miteinander unterwegs zu sein. Entsprechend finden wir in den beiden Liebenden und dem sie tragenden Pferd das Rot der Liebe. Mehr noch als in der Artistik geschieht in der Liebe Überhöhung des Menschen. Deshalb ist die Liebesszene größer gemalt und in rotem Farbton gehalten.

Paris weckt in Marc Chagall Erinnerung an das liebende Miteinander mit seiner Frau in ihrer Wohnung mit Blick auf die Seine. So identifiziert sich der Maler mit dem Liebespaar und Paris in der in Spiegelschrift am unteren Bildrand eingefügten Signatur: Chagall.

Der erhobene Arm der kleinen Gestalt am linken Bildrand und die Hand auf dem Herzen in der unterhalb dargestellten lassen Mitfühlen und Mitfreude erkennen.

Jetzt geht der Weg über die Seine-Brücke, gebaut, Ufer und Menschen hüben und drüben zu verbinden. Doch nicht nur Menschen miteinander! Es kommt eine weitere Dimension ins Spiel, gemalt in der Kathedrale Notre-Dame. Schon als Gotteshaus, wie in ihren hochstrebenden Türmen, weist sie über sich hinaus in den oberen Bildbereich.

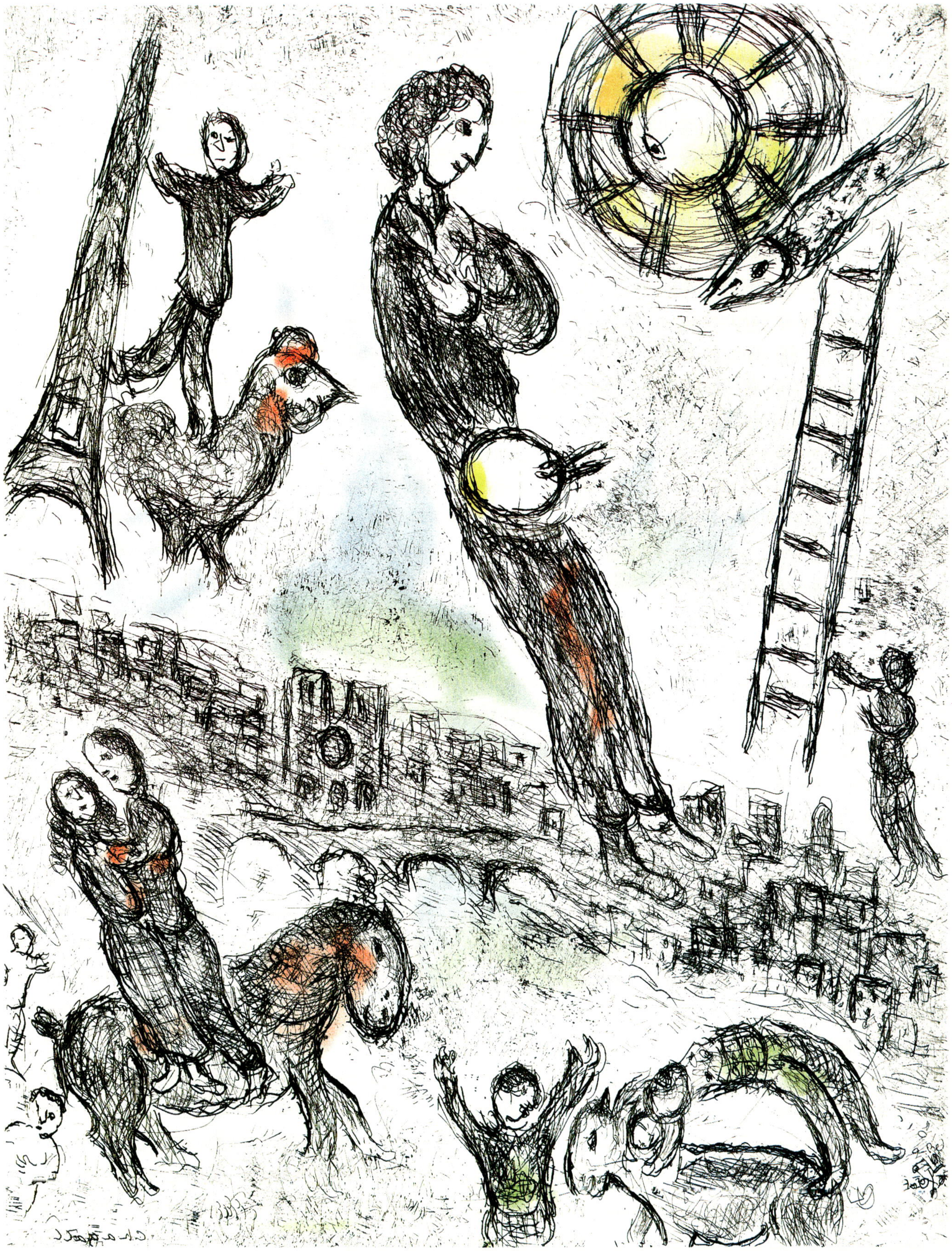

Wir sehen nahe dem linken oberen Bildrand den Eiffelturm. Er gehört zu Paris, ist aber hier nicht nur Wahrzeichen, denn er schwebt isoliert über der Stadt. Er ist Zeichen, über Paris hinaus, zum Himmel hinaufweisender Fingerzeig.
Ihm beigesellt, sehen wir einen trotz anliegender Flügel ebenfalls freischwebenden Hahn: Symbol der Männlichkeit. Rot in Kamm und Hals, voll Leidenschaft, korrespondiert er farblich mit dem Pferd und Liebespaar, auch mit dem Maler selbst. Leidenschaft gehört zur Liebe, wenn auch Liebe mehr ist als nur Leidenschaft.
Der Hahn trägt einen Mann, der auf einem Bein steht. Mit seinem rechten Arm und Bein versucht er, am Eiffelturm Halt zu gewinnen. Damit tut er kund, wo er über das Irdische hinaus Halt sucht: bei dem, zu dem der Turm emporzeigt.
Der Hahn schaut auf die größte Gestalt in der Grafik, den Maler, erkennbar an der Palette. Er ist nicht unterhalb Paris gemalt oder gegenüber, sondern aus der Stadt aufsteigend, schwebt er äußerst graziös zur Höhe. Er ist umgeben von blauem Himmel, in den aber auch Vitalität einfließt, wie der in Blau übergehende Grünton deutlich macht.
Der Maler muß seine Liebeskraft nicht in Paris zurücklassen, um aufzusteigen. Sie gehört zu ihm, ist für den Aufstieg wichtig, wie der Rotschimmer zeigt. Die linke Hand liegt auf der Brust, und Blick wie Körperhaltung sind voll Faszination, Staunen über das, was sich ihm zur Rechten darbietet.
Er ist angestrahlt von einer Sonne in variiertem Goldgelbton, die offensichtlich nicht nur Himmelskörper, Lichtquelle ist, sondern den andeutet, von dem Psalm 36,10 singt: »In deinem Licht schauen wir das Licht.« In die Sonne hat Chagall ein Auge gemalt. Der Maler ist von oben angeschaut im Sinn von Psalm 139,16: »Deine Augen sahen, wie ich entstand.«
Neben der Sonne, diese im Bild berührend, fliegt ein großer Fisch – seinem Lebenselement, dem Wasser entnommen – auf den Maler zu. Der Fisch ist Symbol der Seele. Wie sich das Leben des Fisches, unseren Augen verborgen, in der Tiefe des Wassers abspielt, so lebt auch die Seele, uns verborgen, unsichtbar in uns.
An die Sonne angeschmiegt, wird die Bedeutung der Seele deutlich. Sie ist die ganzmenschliche Kraft von Verstand und Gemüt, die im Glauben, Hoffen und Lieben unsere Leiter ist zwischen Himmel und Erde, Gott und Mensch. Auf dieser Leiter können wir zur Begegnung mit Gott hinaufsteigen und von ihm in unser irdisches Leben hinabsteigen. Von der verwandten Zeichenhaftigkeit her ist die Leiter parallel zum Eiffelturm gemalt. In diesem Hinauf- und Hinabsteigen wird uns zuteil, was die Gestalt am Bildrand, rechts neben der Leiter verkündet. Sie bläst das Schofar, das Widderhorn, biblisch-liturgisches Blasinstrument des jüdischen Gottesdienstes. Das Schofar ist im Kunstschaffen von Chagall Symbol für Frieden mit Gott, mit uns selbst, mit Mensch und Welt: für Schalom.

DIE VOGELFRAU

La Femme-Oiseau

In nicht zu übersehendem Zeigegestus mit dem Pinsel in erhobener Hand zur Mondsichel links oben, dem Symbol der Empfänglichkeit, des Weiblichen, ist schon das Thema dieser Grafik angedeutet.
Doch wer ist es, der da malend deuten will? Nahezu die gesamte Höhe des Blattes nimmt eine hochragende, schlanke menschliche Gestalt ein. Von der Figur her ist es ein Mann, zusätzlich betont durch den ihm gegebenen Kopf eines gehörnten Ziegenbocks. Maler ist er, wie die Palette mit den Pinseln ausweist. Marc Chagall selbst hat sich öfters mit dem Kopf eines gehörnten Ziegenbocks gemalt.
Er schafft aus seiner Manneskraft heraus. Darauf weist der sein Gewand durchschimmernde Grünton hin. Er läßt sie in seine Kunst einfließen, was im Grün auf der Palette Ausdruck findet.
Mensch, Mann, Maler – damit ist er nicht ausreichend beschrieben. Über den Dächern schwebend hat er sich gemalt. Dem Irdischen ist er zugleich verbunden und enthoben: »Mir war es, als wäre ich ein ganz anderer, zwischen Himmel und Erde geboren.«
Mit seiner Männlichkeit ist die Liebe verbunden, die sein Herz höher, bis zum Hals schlagen läßt ob des Schönen, das er schaut und malen will, in rotem Farbton angezeigt. Zugleich findet sich im Kopf das Goldgelb des göttlichen Bereichs, denn er malt nicht nur aus irdisch-menschlicher Sicht. Beschenkt mit Eingebung betrachtet er die Welt von Gott her, von oben aus Übersicht schenkender Höhe. Geisteskraft ist ihm vonnöten. In der oberen linken Bildecke schickt ein waagrecht einschwebender Mann einen Vogel, der auf den Maler zufliegt. Weil hier Symbol für Geisteskraft, ist er mit anliegenden Flügeln gemalt.
Der Maler bringt sich selbst in das Geheimnis ein, dem sein besonderes Augenmerk gilt. Zeigt er mit einem linken Arm an der rechten Schulter – die Rechte ist in der Bibel Gott reserviert – auf die Mondsichel hoch oben, das lunarische Symbol des Weiblichen, so ist der Blick auf sein Gegenüber in der Bildmitte, die Vogelfrau gerichtet.
Ein hübsches menschliches Gesicht! Vom Aussehen, der Haartracht her über den Hals, die Brust, den Arm bis in den Leib ist es eine Frau. Marc Chagall hat sie mit der Gestalt eines Vogels, ähnlich dem Gefieder einer Henne, verschmolzen.
In der nach links geöffneten Rundung ihrer Gestalt ist die Verbindung der Frau zu ihrem Symbol darüber, der Sichel des zunehmenden Mondes aufgenommen.
Entsprechung findet sich zwischen ihr und dem Mann, dem Maler. Bei ihm ist die menschliche Gestalt mit dem Kopf eines gehörnten, männlichen Tieres verbunden, bei ihr die Vogelgestalt mit einem menschlichen, fraulichen Gesicht.
Warum gibt Marc Chagall der Frau Vogelgestalt? Damit auf den ersten Blick deutlich wird, daß er die Frau nicht vordergründig, sondern

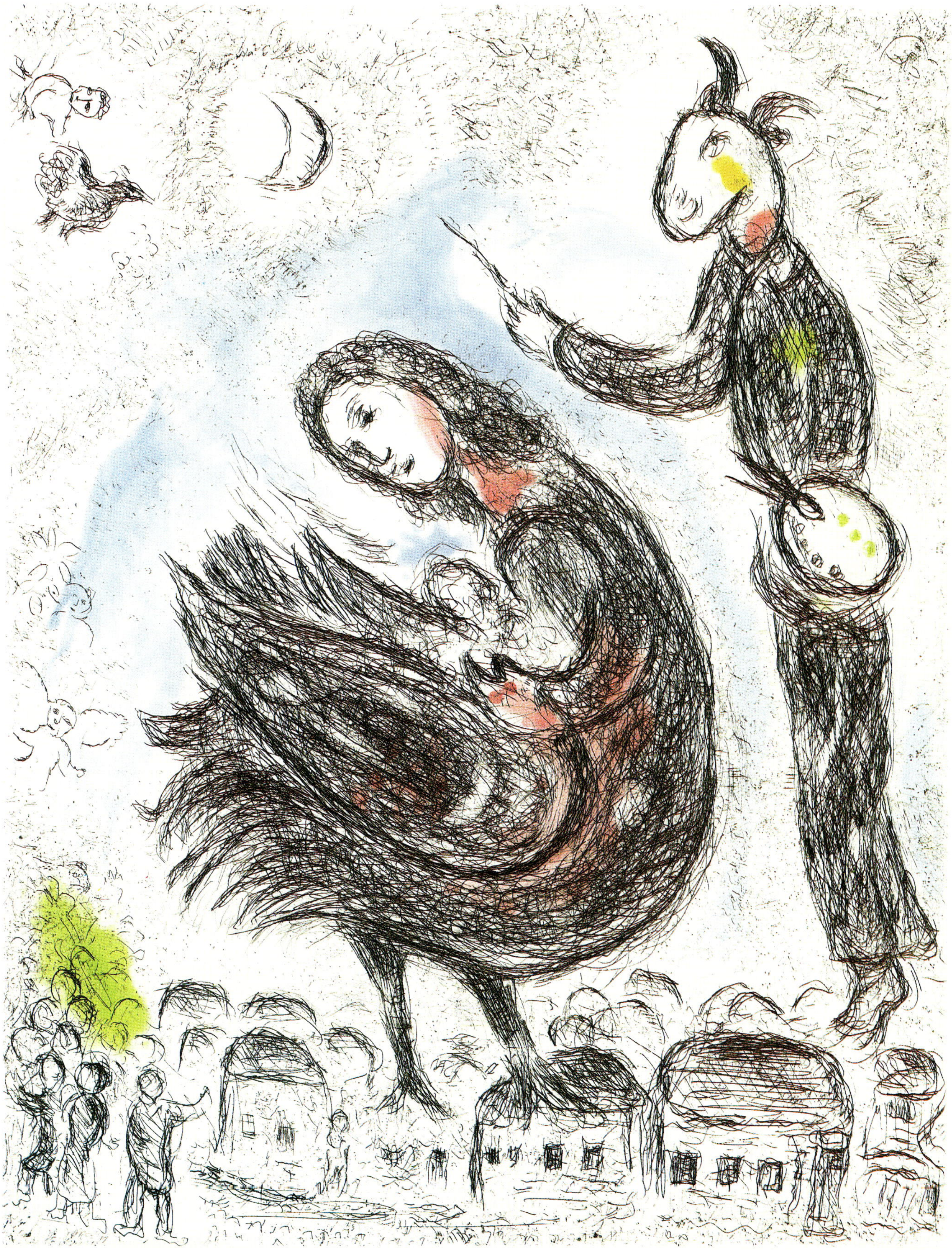

etwas von ihrem Wesen und Geheimnis malen will. Durch die Vogelgestalt im Gegenüber zu dem Mann ist hingewiesen auf ihre physische und psychische Andersartigkeit. Zwischen den Geschlechtern besteht bei gemeinsamem Menschsein Ergänzungsbedürftigkeit und Fähigkeit zur Ergänzung, ein Spannungsverhältnis, Polarität.

Von der ihr gewidmeten Bildfläche und ihrer Zentrierung in der Bildmitte her ist die Frau in der Grafik Hauptperson. Damit weist der Künstler auf ihre Bedeutsamkeit hin und auf die hohe Wertschätzung, die er der Frau entgegenbringt.

Auch sie schwebt über den Häusern. Sie lebt auf der Erde, aber sie ragt über die Erde hinaus. Beide, Frau und Mann, sind in der Darstellung dem Irdischen enthoben, weil dies ihr Geheimnis nicht ausschöpft. Im Schweben der beiden über den Häusern wird anschaulich, daß das Natürliche dem Übernatürlichen unlösbar verbunden ist, von ihm überhöht wird. Ähnlich einer Gloriole ist die Frau von dem Blau des Himmels umfangen. Wie oft sprach Marc Chagall von Vava, seiner »himmlischen Frau«.

Die Frau ist von Liebesglut erfüllt. Der Rotton – nur punktuell am Hals des Mannes – durchströmt vom Gesicht über den Hals absteigend ihren ganzen Leib. Hier scheint etwas auf von der Verschiedenheit des Liebens in Frau und Mann. Die Frau liebt ausschließlicher, ganzmenschlicher als der Mann.

Ihr anmutiges Federkleid verleiht ihr Leichtigkeit, ist schmiegsam, zart und weich. Zugleich umhüllt und verbirgt es die volle Schönheit ihres Leibes.

Die Frau ist beschwingt, ihr sind Flügel gemalt, und sie vermag den Mann zu beschwingen. Ihren Rücken wölbt sie dem Mann entgegen. Ebenso bewegen sich die Vogelfüße auf ihn zu.

Gesicht, Hals, Brüste hält sie abgewandt – aber nicht ganz! Ein wenig zur Seite gedreht, beläßt sie Verlangen weckende Sichtbarkeit. Noch zeigt die Frau sich verschlossen, hält sie sich bedeckt, verbirgt sie ihren vollen Liebreiz. Zugleich aber scheint sie lockend Ausschau zu halten, wie er reagiert, sie umwirbt. Hier ist Zuwendung in Abwendung gemalt. Im Sichöffnen und Verschließen geschieht Anziehung und Abstoßung, entsteht Spannung, wirkt sich Polarität aus.

In der gerundeten Vogelgestalt ist ungemein viel an bergender, wärmender, behütender, nach innen schauender Fraulichkeit gemalt, wie dies für die Frau, zumal als Mutter, wichtig ist. Chagall hat das ganz zart angedeutet, indem er ihr ein Kind – das Köpfchen auf dem rechten Flügel – in den Schoß gelegt hat, das sie an die Brust drückt und mit ihrem linken Arm umfängt.

Mit erhobenen Armen freut sich der Engel am linken Bildrand über die Vogelfrau. Auch eine Person darüber unter einer Palme schaut zu ihr hinüber. Und ebenso nehmen die Menschen links unten an der Freude teil. Ein Mann weist hinauf zur Vogelfrau, ein anderer steht zwischen den Häusern. Damit wird die Frau in die Häuser eingebettet, denn was oben gemalt ist, steht den Menschen unten offen, dient dem Leben, menschlichem Glück.

LEBEN

La Vie

Die Frau in der Bildecke links unten empfängt uns. Ihr rechter Arm weist nach unten, ihr linker nach oben, als lade sie uns ein, ihrer Bewegung folgend, das Bild zu betrachten. Ein Traumbild ist es, das geistigen Aufschwungs bedarf, wie der Vogel erkennen läßt.
In der Grafik gibt es erdgebundene Bildelemente. Da ist die zur Betrachtung ermunternde Frau. Mit beiden Füßen steht sie auf der Erde. Unterhalb sehen wir den Vogel, der, obwohl er fliegen kann, sein Zuhause auf der Erde hat. Auch das große Tier schräg darüber und ihm im Rücken die Frau mit dem Kind sitzen unmittelbar auf der Erde. Und die Häuser im Hintergrund bedürfen ebenfalls des Erdbodens als festen Baugrund. Alle diese Bildelemente, dazu der hochangesetzte Horizont, schaffen eine sehr erdbetonte Atmosphäre.
Dennoch sind die Bildelemente keineswegs nur erdbezogen, sondern weisen zugleich in die Höhe. Schon die stehende Frau links unten mit der erhobenen linken Hand betont die Senkrechte. Aufgegriffen wird diese Richtung in dem hohen Baum neben ihr. Überraschend ist die Vertikale in dem aufrecht mit leicht erhobenem Kopf sitzenden Tier, besonders auch wegen seiner Größe im Verhältnis zu dem Baum. In aufrechter Haltung sitzend, mit erhobenem linkem Arm, ist die Mutter gezeigt, und ihr Kind liegt nicht, sondern steht. Auch die Häuser streben nach oben, zum Licht, das ihnen die Sonne gewährt.
Es muß dem Künstler an der Vertikalen sehr gelegen sein. Da ist der hohe Baum und daneben, wie aufgereiht, das aufgerichtete Tier. Nochmalige Steigerung erfährt die Aufwärtsbewegung dadurch, daß Mutter und Tier nicht einander zugewandt, sondern Rücken an Rücken gemalt sind. Dadurch entsteht zwischen den beiden so etwas wie ein Kamin mit Zug nach oben. Und dann wieder der kleine Baum am rechten Bildrand! Hier ist die dem Leben in allen Bereichen eingeschaffene Tendenz nach oben, zum Licht, Wachsen und Reifen malerisch zum Ausdruck gebracht.
Sind den Bildelementen Erdgebundenheit und Aufwärtsstreben gemeinsam und Baum, Tier, Mensch auch nebeneinander aufgereiht, so stehen sie einander doch nicht beziehungslos gegenüber. Es bestehen vielgestaltige Bezüge zwischen Sonne und Mond, Himmel und Erde, Pflanzen, Tieren und Menschen.
Gemeinsam ist auch allen Geschöpfen, daß jedes über sich hinausweist. Der Mensch vermag dies bewußt zu tun, wie das in den erhobenen linken Armen der beiden Frauen sichtbar wird. Am meisten fällt das auf in dem wie ein Mensch dasitzenden, gehörnten Stier. Von der ihm gegebenen Größe, wie von der Körperhaltung her geht es hier nicht nur um ein männliches Tier, vielmehr wird es zum Symbol des Männlichen. Und der Baum, der ihm seine schöne, grünende Seite zeigt, ist nicht nur Baum, sondern auch Symbol des Weiblichen.

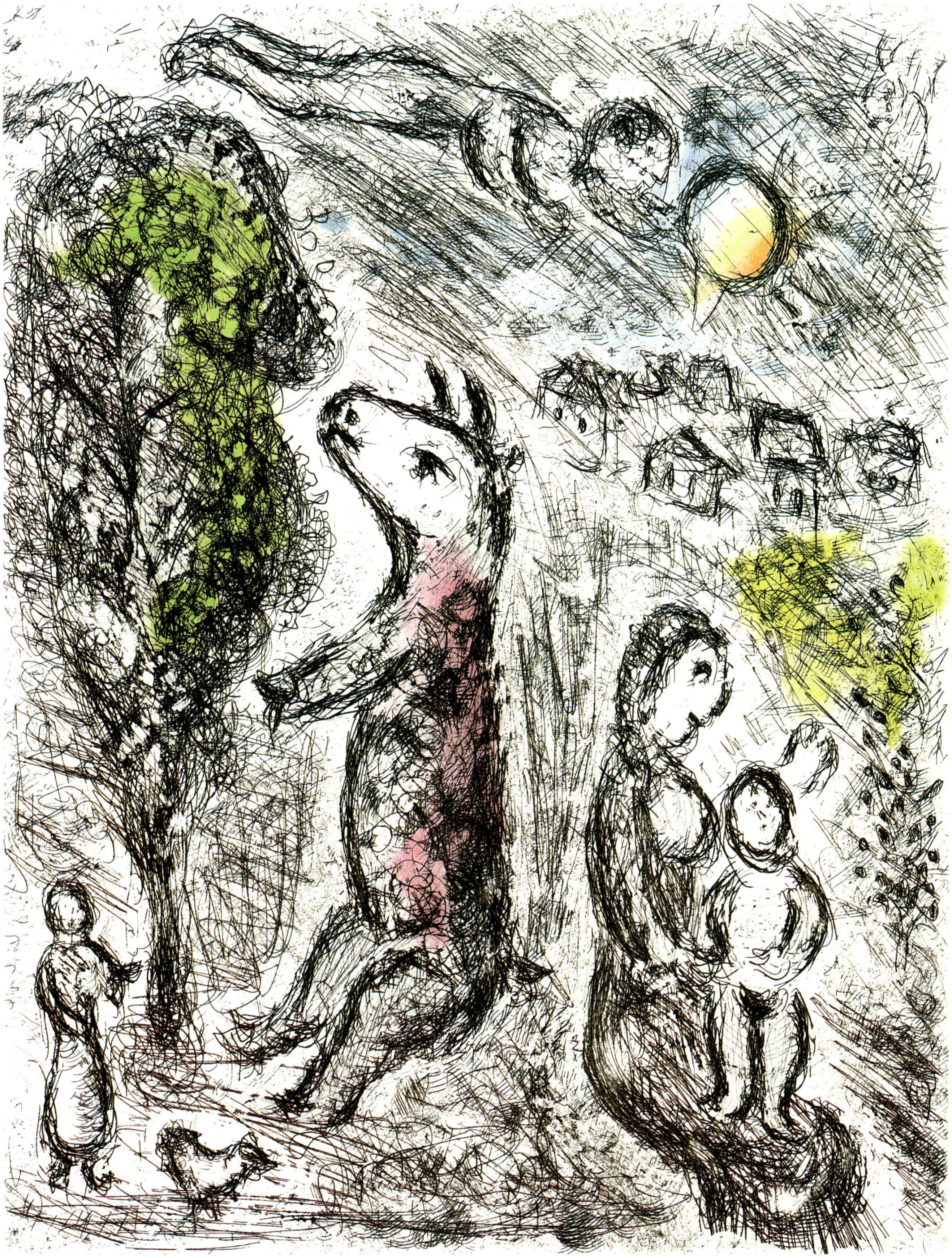

Chagall hat mittels der Kunst der Aussparung gleich zweifach das Weibliche zur Verdeutlichung der Baumsymbolik eingebracht. Wir sehen eine Mondsichel. Sie beginnt in der seltsamen Einbuchtung der Baumkrone links vom Tierkopf. Ihre äußere Begrenzung erhält sie durch Maul, Hals und armähnliches Vorderbein des Stiers, die innere liegt in der Rundung des Laubwerks des Baumes. Die Mondsichel korrespondiert nicht nur mit der Sonne, sondern ist hier zugleich Symbol des Weiblichen.

Und da entdecken wir – die Mondsichel miteinbeziehend – durch Aussparung eine in Weiß gehaltene, schemenhaft wirkende Frau. Ihr Gesicht lehnt mit der rechten Wange an der Baumkrone. Ihr Haar fällt in langen Strähnen nach rechts. Wir sehen zwei Augen – das eine mondförmig gestaltet –, darunter Nase und Mund. Ihre Gestalt umfängt gleichsam das Symbol des Männlichen, schiebt sich zwischen Tier und Baum. Ihre Brust ragt in die Einbuchtung des Baumes. Ihr Arm, Bein, Fuß schmiegen sich der Gestalt des Tieres an, so daß die Frau, das Tier überragend, neben ihm zu stehen scheint. Auffallend ist, daß das Weiß in der Frau und der Teint im Kopf des Tieres einander entsprechen, hinweisen auf das Leben in Mann und Frau.

Der Mann-Frau-Beziehung steht die andersgeartete Mutter-Kind-Beziehung gegenüber. Vielleicht sitzen auch deshalb zur Abhebung Mutter und Tier mit dem Rücken zueinander. Weiterhin gibt es vielfache Beziehungen, wie jene der Menschen, die in den Häusern nachbarlich zusammenwohnen.

Auch die Farben erzählen. Das Grün auf der dem Tier zugewandten Seite des Baumes und punktuell wiederkehrend am rechten Bildrand ist Zeichen für Wachstum, Lebenskraft. Das Rot im Rücken des Stiers ist durch Farbintensität und Stellung nahe der Mitte betont. Der Rotton bezieht sich hier nicht auf den Stier, sondern auf das Bild insgesamt. Er spricht von der zentralen Bedeutung der Liebe im Leben.

Die Farben führen denn auch über das Irdische hinaus im Blau des Himmels und im Goldgelb des göttlichen Bereichs. Die Sonne ist auch nicht nur Himmelskörper, der leuchtet und wärmt, so wichtig dies für das Leben ist. Ein von oben einschwebender Mann bringt sie gleichsam in den Himmel. Ein anderer, ganz klein gemalt, stürzt aus der Bildecke rechts oben der Sonne entgegen. Chagall hat auf seinem Kopf die Tefillin angedeutet, die das »Schema Israel« (Dtn 6,4), das Bekenntnis der Einzigartigkeit Gottes enthält. Auch die Farbgebung der Sonne weist in der Mischung göttlichen Lichts und göttlicher Liebe über sich hinaus. Hier ist die Quelle des Lebens ins Bild gebracht, der die Sehnsucht der Schöpfung gilt.

Doch diese göttliche Wirklichkeit strahlt auch in das Erdenleben ein, mischt sich am rechten Bildrand mit dem Grün, weil alle Kräfte des Lebens von der Quelle her durchdrungen sind. Bleibt noch der Hinweis auf die Hand der Mutter, die nach oben zeigt. Es ist der Handrücken einer rechten Hand am linken Arm. Sie zeigt zur Sonne hinauf, und es ist, als weise sie ihr Kind auf den hin, dem alle Schöpfung das Leben verdankt.

DER EIFFELTURM

La Tour Eiffel

Dunst überlagert die Stadt am unteren Bildrand, senkt sich wie Nebel herab und verdichtet sich zu einem intensiven Blau. Einzelheiten sind kaum zu erkennen außer einigen hochragenden Gebäuden am Horizont und dem Baum vorn in der linken unteren Bildecke.
Wäre vom Eiffelturm her an Paris zu denken, so hat der Maler das nicht weiter ausgeführt, um damit offenzuhalten, daß die angedeutete Stadt nur stellvertretend ist für alle menschliche Behausung.
Auffallend ist jedenfalls, daß sich das Blau, die Farbe des Himmels, des Mysteriums nicht in luftiger Höhe verdichtet, sondern unten in der Stadt. Damit ist ausgesagt, daß das Geheimnis, das hier malerisch gestaltet ist, sich nicht über uns, sondern mitten unter uns, in Zeit und Raum ereignet. Weil es um ein Geheimnis von großer menschlicher Intimität geht, findet der Blauschleier auch von daher seine Berechtigung. Und schließlich geht es um einen Traum. Das verdichtete Blau schafft eine träumerische Atmosphäre.
Aus dichtem, blauem Nebel aufsteigend, unübersehbar herausgehoben, über der Stadt schwebend, sehen wir, miteinander verwachsen, Frau und Hahn.
Der Hahn, Symbol des Männlichen, zeigt sich kraftvoll, vital, dynamisch, zugleich aber von großer Zartheit. Er bietet sein Schwanzgefieder der Frau als Traumbett an, auf dem sie, weich gelagert, ihre Weiblichkeit entfalten kann.
Die Frau und der Mann im Hahn sind miteinander zur Einheit verbunden. Der mit der Bibel Vertraute – Marc Chagall ist mit ihr aufgewachsen – wird an das Wort erinnert, das Adam gesprochen hat im Anblick der auf ihn hin geschaffenen Frau: »Das endlich ist Bein von meinem Bein und Fleisch von meinem Fleisch. Frau (hebr. ischáh) soll sie heißen: denn vom Mann (hebr. isch) ist sie genommen. Darum verläßt der Mann Vater und Mutter und bindet sich an seine Frau, und sie werden ein Fleisch« (Gen 2,23.24).
Beide, Mann und Frau, sind unverwechselbar, einmalig und einzigartig in ihrem Menschsein. Dieser Unverwechselbarkeit verschafft der Künstler Ausdruck, indem er sie in ihrer fraulichen Leiblichkeit mit der ihr eigenen, reizvollen Schönheit gemalt hat, und ihn in einem unverwechselbaren Symbol, dem Hahn, der niemals zur Darstellung der Frau Verwendung finden könnte. Er, die Augen geschlossen, träumt und kräht von ihrem Liebreiz, während sie ihren Zauber spielen läßt.
Beide, Mann und Frau, sind aufeinander hin geschaffen. Polarität und Verbindung sind gewollt, liegen im Schöpfungsplan. Der Kopf der Frau und der des Hahns im Bild sind vergleichbar mit zwei Elektroden, die ein Spannungsfeld aufbauen. Wie der Strom zwischen Pluspol und Minuspol zu einem Lichtbogen führt, der beide miteinander verbindet, so ähnlich ist das auch in der Beziehung von Mann und

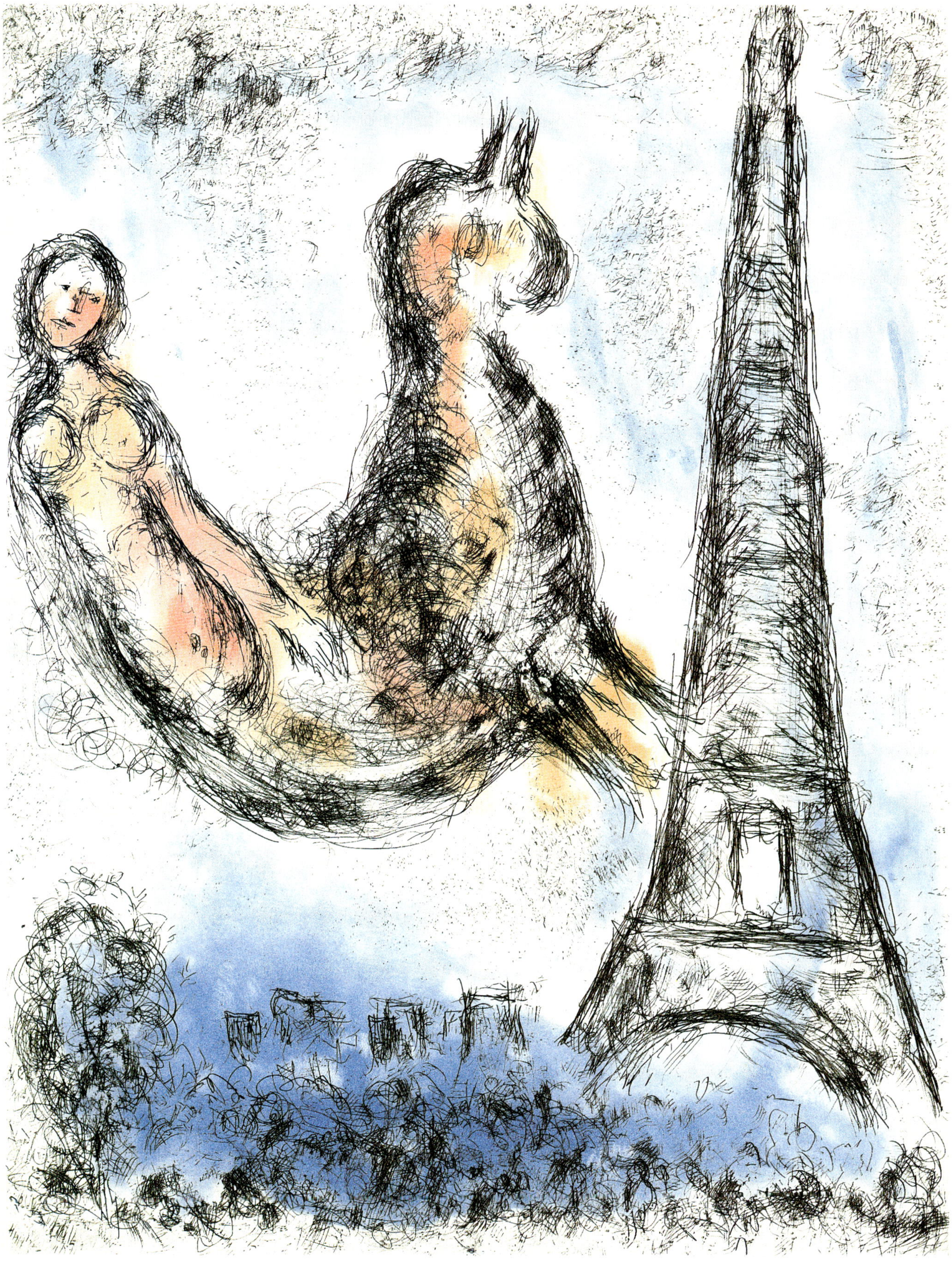

Frau. Bei ihnen geschieht dies allerdings nicht zwangsläufig, sondern – menschliche Freiheit miteinbringend – in der Liebe.
Beide, Frau und Hahn, sind denn auch vom Rot der Liebe durchströmt, vom Kopf bis in die Beine des Hahns, ähnlich einem nach unten gewölbten Lichtbogen.
Über der Stadt schwebend, in einen eigenen, dem Paar reservierten Bildraum gestellt, wird die Bedeutung von Mann und Frau füreinander in eine überraschende Bildschöpfung gekleidet. Es geht keineswegs nur um ein der Erde zugehöriges Ereignis, sondern es ragt zugleich über das Irdisch-Leibliche hinaus in den Bereich des Emotionalen und Geistig-Seelischen. Geradezu mitreißende Dynamik hat Chagall dem miteinander verschmolzenen Paar verliehen. Beide, Frau und Hahn, werden in himmlische Sphären erhoben, und miteinander vereint entsteht eine nach oben geöffnete Schale, die aufnahmefähig ist für das, was von dort kommt.
Das ist angedeutet in der Liebe, die beide durchströmt. Der Künstler hat kein dunkles Rot gewählt, auch nicht ein leuchtendes, sondern ein durch beigegebenes Gelb noch mehr aufgehelltes Rot. Gelb bis Goldgelb ist bei Chagall oft die Farbe des göttlichen Bereichs. Damit ist der zugleich fleischfarben wirkende Farbton durchaus vereinbar. Es gibt nur eine Welt Gottes, sichtbare und unsichtbare Schöpfung, die sich gegenseitig durchdringt.
Die Liebe von Mann und Frau ist beiden Weltbereichen zugehörig: Himmel und Erde. Die Liebe von Mann und Frau zueinander, Raum und Zeit enthoben, muß nicht von Gott ablenken. Sie kann in ihrer Emotionalität, Glückserfahrung durchaus dem Aufschwung nach oben, der Liebe zu Gott hilfreich sein.
Diesen Mensch und Welt eingeschaffenen Drang nach oben, hier dargestellt in Frau und Hahn, verstärkt der Maler in seiner Traumvision nochmals in dem Eiffelturm. Es geht nicht um den Eiffelturm als Bauwerk, sondern als machtvoll zum Himmel weisendes Zeichen. In Gegenbewegung zum Paar steht er mit nach oben gewölbten Bögen fest auf der Erde, um dann, sich verjüngend, bis zum oberen Bildrand aufzusteigen.
Dem emporgehobenen Paar entspricht das Zeichen des zur Höhe strebenden Turms. Deshalb sind Paar und Turm im Bild miteinander verbunden. Der Hahn scheint am Turmschaft hochzusteigen.
Der Turm ragt über den oberen Bildrand hinaus in eine andere Welt. In die oberste Turmöffnung ist ein Tierkopf gemalt, der hinunterschaut. Es könnte der Kopf eines gehörnten Ziegenbocks sein, der dann dem Baum, Symbol des Weiblichen, in der Bildecke links unten entspräche. Damit ist nochmals das Motiv der Polarität ins Bild gebracht.
Tiefgründige Schau der Geschlechter, ihre Polarität in der Einheit, das ihnen eigene Miteinander, Füreinander und Über sich hinaus ist ein beglückendes Geheimnis, für das Leben von Mann und Frau von einzigartiger Bedeutung.

MOSE

Moïse

»Seit meiner frühen Kindheit hat mich die Bibel gefesselt« und viel früher schon »Ich habe die Bibel geträumt«, sagt Marc Chagall. So verwundert es nicht, daß wir auch im Traumzyklus ein biblisches Traumbild finden. Nicht als Fremdkörper steht es neben den anderen Träumen. Es gehört zu ihnen, denn in ihm, wie in allen gemalten Träumen, geht es um »Leben«.

Viel Düsternis prägt die Grundstimmung des Bildes. Nicht, weil es Nachtzeit wäre – dagegen spricht blauer Himmel –, sondern weil der Zustand der Menschen düster ist. Die Welt ist nicht so, wie sie sein könnte. Der Mensch schafft Dunkelheit durch Schuld, er verdunkelt die Welt. Hat Chagall sich auch den kindlichen Blick für Gottes schöne Welt bewahrt, wie seine frohmachenden Bilder kundtun, so ist er dennoch kein weltfremder Träumer. Von der Bibel und eigener Lebenserfahrung her sieht er auch Berge menschlicher Schuld.

Aber gänzlich finster ist die Welt nun auch nicht. Es gibt Licht, das die Finsternis erhellt und Dunkelheit vertreibt. Größte Lichtquelle in unserer Radierung – von der Weißfläche her – sind die Bundestafeln mit den hier nur angedeuteten »Zehn Worten«, die sich auf dunklem Hintergrund besonders abheben. Von diesen Tafeln her erklärt sich das Bild.

Den Hintergrund der Tafeln, zur Höhe emporragend, bildet ein Berg aus dunklem Felsgestein. Dies kann nur das Sinaigebirge sein, weil dieser Berg Schauplatz des Geschehens war für das, was sich hier mit den aus Stein gehauenen Tafeln zutrug. Die dunkle Wolkendecke über dem Sinai (vgl. Sir 45,5) mag in der oberen Bildumrandung angedeutet sein. Von Dunkel durchsetzt und überlagert sind auch die Menschen unterhalb der Tafeln, denn in ihnen und um sie findet sich Düsternis der Schuld.

Am intensivsten ist der dunkle Farbton in der Person am linken Bildrand, obschon diese entsprechend ihrer übergroßen Darstellung höchst bedeutsam sein muß. Von der Verbundenheit mit den Tafeln her kann es nur der sein, den die Bibel rühmt: »Geliebt von Gott und den Menschen: Mose, sein Andenken sei zum Segen« (Sir 45,1).

Warum dann aber das Dunkel gerade in ihm? Mose ist Mittler zwischen Gott und dem Volk. Nicht so sehr eigene Schuld ist es, sondern vielmehr die Schuld des Volkes, die Mose sich aufbürdet, um sie Vergebung erbittend vor Gott zu tragen. Deshalb ist das Schwarz in Mose verdichtet. Sogar die Strahlen, die vom Kopf des Mose ausgehen, sind hier abgedunkelt.

Was ist es um die Botschaft der Zehn Worte auf den beiden Tafeln, von denen so viel Helligkeit ausgeht? Die Mose nächste Tafel ist etwas höher als die zweite rechts davon, obschon auf ihr weniger geschrieben ist als auf der rechten.

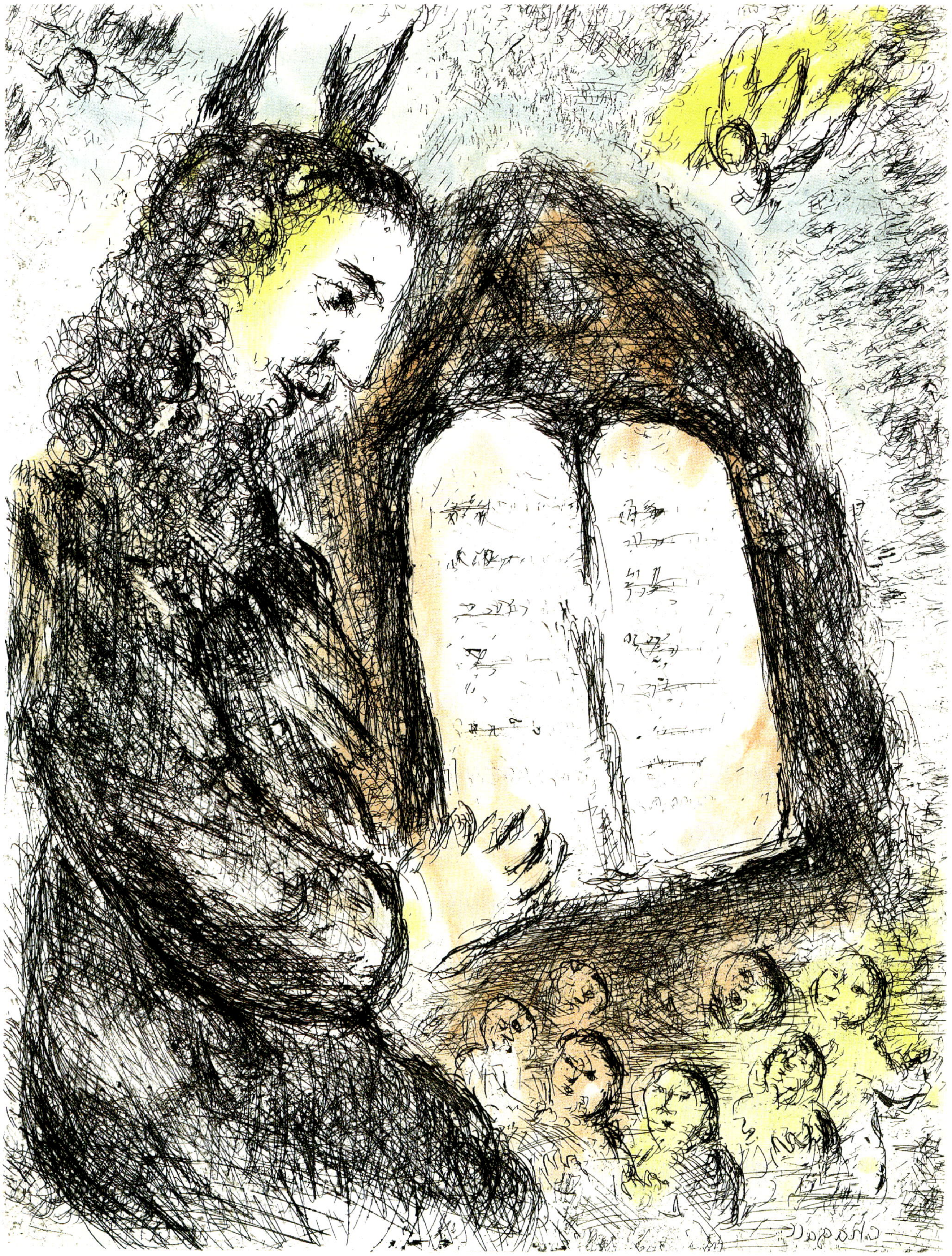

Die höhere beinhaltet das Leben mit Gott, gebietet den Glauben an den einen und einzigen Gott, seine Unsichtbarkeit, Geistigkeit, Bildlosigkeit. Daraus folgt die Heiligung von Gottes Namen und des ihm geweihten Sabbattages.
Die Weisungen der rechten Tafel regeln das menschliche Zusammenleben, schützen die Eltern, das Leben insgesamt, die Ehe, das Eigentum und die Wahrhaftigkeit.
Die erste Tafel dient dem Leben mit Gott, bietet die Grundlage für die zweite Tafel mit den Worten zur Regelung des Lebens im zwischenmenschlichen Bereich. Die Zehn Worte sind Lebensgesetze, uns Menschen als Lebenshilfe gegeben.
Mose trägt die Tafeln nicht. Die Tafeln schweben vor dem Bergmassiv. Hinweisend, nicht haltend, liegt Moses rechte Hand auf der ersten Tafel. Darin deutet sich an: »Die Tafeln hatte Gott selbst gemacht, und die Schrift, die auf den Tafeln eingegraben war, war Gottes Schrift« (Ex 32,16). Von daher besitzen sie ihre Strahlungskraft. Auch auf die Menschen unterhalb der Tafeln fällt das Licht, sie sind erleuchtet, leben im Strahlungsfeld der Tafeln. Mit seiner Signatur in Spiegelschrift gesellt sich Chagall zu ihnen.
Das Geschenk Gottes der Zehn Worte und ihre Strahlungskraft werden zusätzlich betont. Stößt, nur angedeutet, wie von ferne, ein Engel aus der Bildecke links oben zu Mose herab, so begleitet ein klar durchgezeichneter Engel mit offenen Armen, aus der Bildecke rechts oben kommend, das Geschehen. Das Goldgelb des göttlichen Lichts zeigt an, woher er kommt und springt auf das Gesicht von Mose und sein rechtes Handgelenk über. In abgeschwächter Intensität wird es auch von Menschen in der rechten unteren Bildecke reflektiert.
Auch in diesem Bild darf der Rotton der Liebe nicht fehlen. Wir finden ihn in den Tafeln, dem Berg, vor und hinter Mose, in seiner Hand und auch in der Gruppe der Menschen. Heißt es doch von dem Geschehen auf dem Sinai: »Der Herr ging an ihm (Mose) vorüber und rief: Jahwe ist ein barmherziger und gnädiger Gott, langmütig und reich an Huld und Treue« (Ex 34,6). Das war die Einleitung zu dem, was dann geschah: »Hiermit schließe ich einen Bund« (Ex 34,10).
Gott schließt einen Bund mit seinem Volk. »Darauf nahm Mose die Urkunde des Bundes und verlas sie vor dem Volk« (Ex 24,7). Die Zehn Worte künden den Liebesbund Gottes mit uns Menschen.
Von Mose sagt die Bibel: »Er (Gott) sandte ihn zum Volk und zeigte ihm seine Herrlichkeit ... Er ließ ihn seine Stimme hören und zu der dunklen Wolke hintreten. In seine Hand legte er die Gebote, die Lehre voll Leben und Einsicht« (Sir 45,5). Mose schaut auf die Tafeln und das Volk zu seinen Füßen. Es ist, als würde er vermitteln, was auf den Tafeln vom Leben mit Gott und miteinander geschrieben steht.
Himmlische Botschaft zum Besten der Menschen! Deshalb darf blauer Himmel nicht fehlen. Es geht um Lebensglück. Mose empfiehlt: »Wähle also das Leben, damit du lebst, du und deine Nachkommen!« (Dtn 30,19).

DIE ROTE TORA

La Thora rouge

Von der Farbgebung, überdimensionalen Größe und dem zentralen Platz in der Bildmitte her ist die Tora-Rolle in der Grafik am stärksten hervorgehoben. Die Schriftrolle ist Zeichen für die Weisung Gottes in den fünf Büchern Mose, die Tora im engeren Sinn, zugleich auch für die Heiligen Schriften des Volkes Israel insgesamt, für die jüdische, hebräische Bibel.

Der rote Farbton deutet an, daß die Tora Gottes Liebe verkündet und zur Liebe zu Gott ruft. Der rote Mantel, der die Schriftrolle umkleidet, ist ein Königsmantel. Er weist auf das Königtum Gottes hin, sein königliches Wort. Der Mantel trägt den Davidstern, Symbol des Gottesvolkes Israel.

Die Schriftrolle wird getragen von einem aus der darunterliegenden Landschaft aufragenden, übergroßen Hahn. Im Buch der Sprichwörter 30,31 ist die Rede von »dem Hahn, der einherstolziert«. Der Hahn ist hier Symbol für den Stolz.

Aber der Hahn ist nicht seinetwillen im Bild, sondern als Zeichen des Stolzseins auf die Tora, die er trägt. Zusätzlich ist das verdeutlicht in dem Goldgelb des göttlichen Lichts, das Kopf und Gefieder durchströmt.

Der Tora gilt der Stolz des Judentums: »Denn darin besteht eure Weisheit und Bildung in den Augen der Völker … Welch große Nation besäße Gesetze und Rechtsvorschriften, die so gerecht sind wie alles in dieser Weisung, die ich euch heute vorlege« (Dtn 4,6.8).

Die Tora, weil Gottes Wort enthaltend, ist über das Irdische emporgehoben, wie dies der erhöhte Toraschrein in Synagogen zum Ausdruck bringt. Hier geschieht die Erhöhung durch den Hahn. Zugleich erhebt die Tora alle, die sich mit ihr, mit Gottes Weisung befassen.

Wie des Hahns geöffneter Schnabel im Hahnenschrei den neuen Tag begrüßt, ähnlich ist »Hahnenschrei« bezüglich der Weisungen Gottes geboten: »Du sollst von ihnen reden, wenn du zu Hause sitzt und wenn du auf der Straße gehst, wenn du dich schlafen legst und wenn du aufstehst« (Dtn 5,6).

Links von der Tora, ihr den Rücken kehrend und von ihr überragt, ist ein Mann, ganz vertieft in sein Buch. Es muß die Bibel sein, da er – wie im Judentum üblich – zur Schriftlesung eine Kopfbedeckung trägt. Er reitet nicht auf dem Hahn, steht nicht auf ihm, sondern von Gottes Wort erhoben schwebt er vor dem Hahn. Mit den Füßen scheint er das goldgelbe Gefieder zu berühren, und mit dem rechten Bein ist er selbst eingetaucht in das göttliche Licht. In ihm ist gleichsam das Psalmwort illustriert: Ich erhebe meine Hände zu deinen Geboten, nachsinnen will ich über deine Gesetze« (Ps 119,48). Dieser Psalm, der längste der Bibel, besingt in 176 Versen die Weisungen Gottes, von denen einige im Bild aufgegriffen sind.

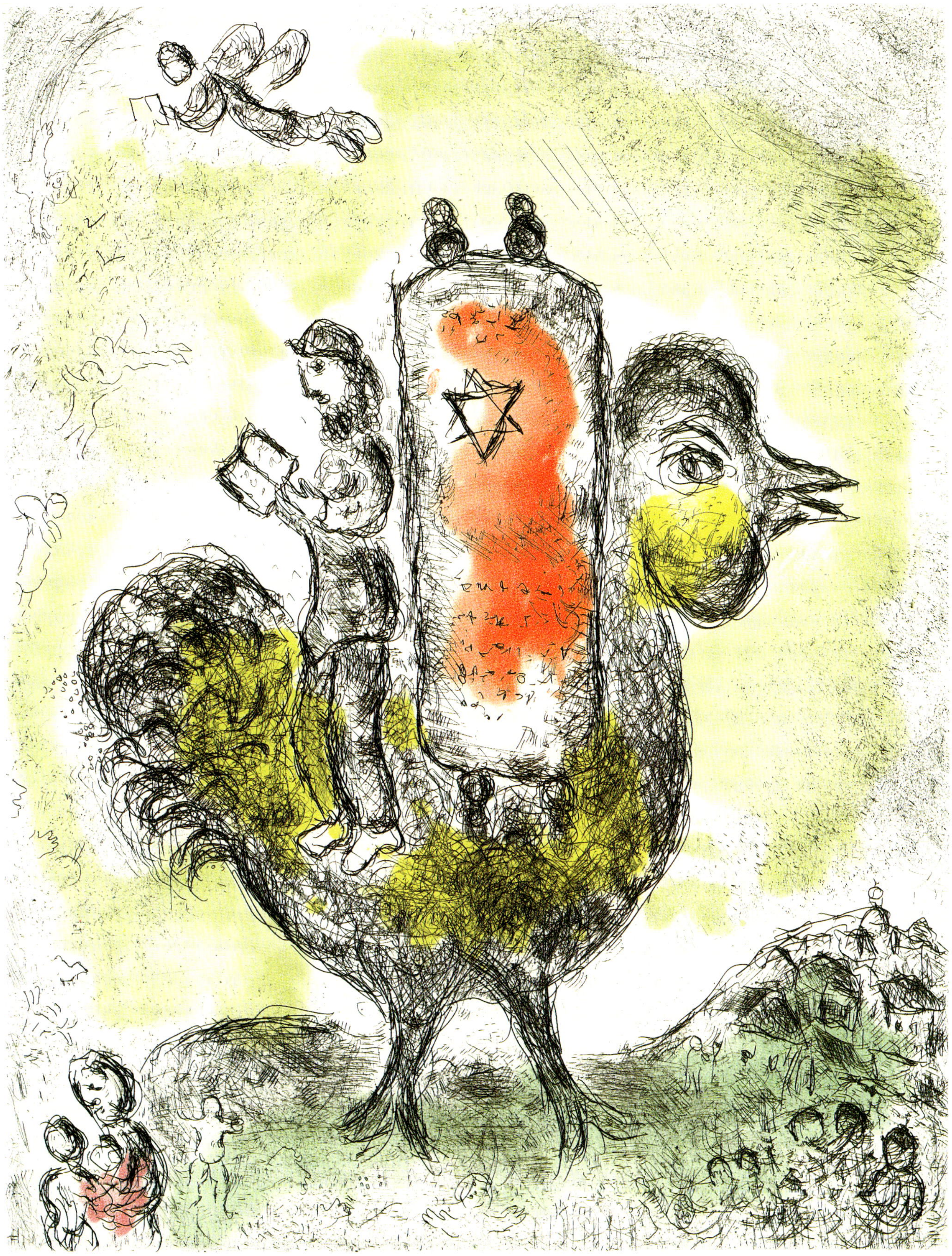

Die sehr gewichtig dargestellte Torarolle erweckt den Eindruck, daß sie dem mit dem Rücken zu ihr stehenden Frommen Halt geben, ihn stützen kann: »Stütze mich, damit ich lebe, wie du es verheißen hast ... Gib mir Halt, dann finde ich Rettung; immer will ich auf deine Gesetze schauen« (Ps 119,116–117). Dem grünenden Land voller Lebenskraft zu Füßen des Hahns entspricht die Bitte: »... durch dein Wort belebe mich!« (Ps 119,37). Das goldgelbe, den göttlichen Bereich andeutende Licht läßt an das Geschenk Gottes, die Tora, denken: »... begnade mich mit deiner Weisung!« (Ps 119,29). Die frohstimmende Farbgebung des Bildes insgesamt, verbunden mit dem Rot, entspricht dem Vers: »An deinen Geboten habe ich meine Freude, ich liebe sie von Herzen« (Ps 119,47). Der gelbgrüne, lichte Schein, der die Tora, den Frommen und den Hahn umfängt, schenkt die Erfahrung, daß Gottes Wort erleuchtet, Gottes Angesicht in ihm aufleuchtet: »Laß dein Angesicht leuchten über deinem Knecht, und lehre mich deine Gesetze« (Ps 119,135).

Ein Engel am oberen Bildrand trägt das Buch der Bibel zu Menschen am linken und unteren Bildrand. Allen Menschen soll Gottes Wort verkündet werden. Ein kleingezeichneter Engel nahe dem linken Bildrand ist auf eine Person zugeflogen, ihr Gottes Weisung zu bringen. Und ein weiterer darunter ist empfangsbereit der Tora zugewandt.

Das Rot der Tora begegnet uns wieder in der Mutter mit dem Kind links unten. Ihr kommt, als erster und engster Bezugsperson – zusammen mit dem Vater – die Aufgabe zu, ihrem Kind biblische Geschichte zu erzählen, Gottes Liebe in sein Herz zu senken.

Kaum auszumachen ist das in spärlichen Strichen zum linken Bildrand schauende Gesicht, vielleicht des Mose, über der Mutter mehr vermutbar als erkennbar an den Strahlen auf dem Kopf und mit den Tafeln im Profil. Der kleine Vogel darüber deutet an, daß das Bild supranatural gemalt ist, deshalb nur in geistigem Aufschwung verstanden werden kann.

Menschen am linken und unteren Bildrand haben die Arme erhoben zum Zeichen ihrer Freude an der Tora. Diese Freude wird weitergetragen in der Gruppe der rechten unteren Bildecke und soll Eingang finden in jedes Haus des sich an einem Hügel hochziehenden Ortes – Symbol für die Häuser der Welt –, zu dem ein Bote unterwegs ist. In besonderer Weise ist Verkündigung von Gottes Wort Aufgabe im Gotteshaus, erkennbar an dem Turm.

In die Freude an Gottes Weisung stimmt auch der Künstler selbst ein. Vom linken Bildrand schaut er auf die Tora und den Frommen im Hahn. Sein Mund ist leicht geöffnet zum Gotteslob, die rechte Hand streckt er freudig der Tora entgegen. Die Palette mit den Pinseln weist ihn nicht nur als Maler aus, sondern tut zugleich dar, daß es die Art seiner Verkündigung ist, biblische Botschaft zu malen. Da sich Marc Chagall selbst in die Schar der Fröhlichen einreiht, ist das Bild sein persönliches Bekenntnis zur Tora.

Simchat Tora, Freude am Gesetz ist Name eines der jüdischen Herbstfeste. Unsere Grafik vermittelt diese Freude an der Tora.

DAS DORF UND PARIS

Le Village et Paris

Diese dichte, figurenreiche Traumvision bildet im Zyklus das Finale. Äußerlich unterscheidet sie sich schon von den neunzehn anderen Blättern durch das Breitformat.

Nahe dem rechten Bildrand im unteren Bereich sehen wir kräftig durchgezeichnet eine Brücke mit starken Pfeilern und weitgespannten Bögen. Sie steht an einem Fluß mit blauschimmerndem Wasser. Am jenseitigen Ufer erstrecken sich Häuser, überragt von einer Kathedrale. Es ist Paris, wie Notre-Dame und eine der malerischen Seinebrücken ausweisen.

Die Brücke scheint nicht so sehr über die Seine zu führen, als vielmehr im Fluß stehend der Strömung zu folgen. Dies deutet auf ihre zeichenhafte Bedeutung hin. Das strömende Wasser ist Symbol für den Strom der Zeit, der Lebenszeit des Künstlers. Die mächtigen Pfeiler und weiten Bögen sind Zeichen für wichtige Lebensabschnitte. Die Brücke steht für seinen Lebensweg.

Im Traum kann zusammenrücken, was örtlich und zeitlich getrennt ist. So befindet sich links unten eine zweite Stadt, die im Traum sich mit Paris verbindet: Chagalls Heimatstadt Witebsk. Auch sie liegt an einem Fluß, der Düna, mit einer Brücke. Tatsächlich findet sich in der Grafik unterhalb der Seinebrücke und dem Wasser – nur angedeutet – eine zweite. Auch sie überquert nicht, sondern zieht sich am Ufer entlang.

Im Vordergrund der Bildecke links unten stehen die kleinen, hüttenähnlichen Häuser im Stetl. Auch hier ist dem Künstler die Kirche mit dem Turm auf der Anhöhe wichtig, ebenso wie Notre-Dame im Stadtbild von Paris.

Trotz der ärmlichen Verhältnisse zu Hause mißt der Maler seinem Geburtsort größere Bedeutung zu als Paris. Er räumt Witebsk im Bild mehr Platz ein, indem er das Stetl im Vordergrund malt, während Paris im Hintergrund erscheint. Und in nicht zu übersehendem Fingerzeig, dem umgelegten Eiffelturm, deutet Marc Chagall von Paris hinüber nach Witebsk.

Mit Witebsk sind die Erinnerungen an die Eltern und Geschwister verbunden. Hier hatte er Bella Rosenfeld, seine erste Frau, kennen- und lieben gelernt. Daran erinnert wohl das im Freien beieinanderliegende Liebespaar.

Chagall hält für Witebsk ein besonders herzliches Dankeschön bereit. Wir sehen eine übergroße Vase mit noch größerem Blumenstrauß schwebend zwischen und über den kleinen, dörflichen Häusern. Eingebrachtes Grün kündet von Leben, Wachstum, während das Rot von Liebe erzählt, die er zu Hause und später von Bella erfahren hat. Er ist der mit Bellas Liebe reich Beschenkte, wie der Rotton im Mann des Liebespaares verrät.

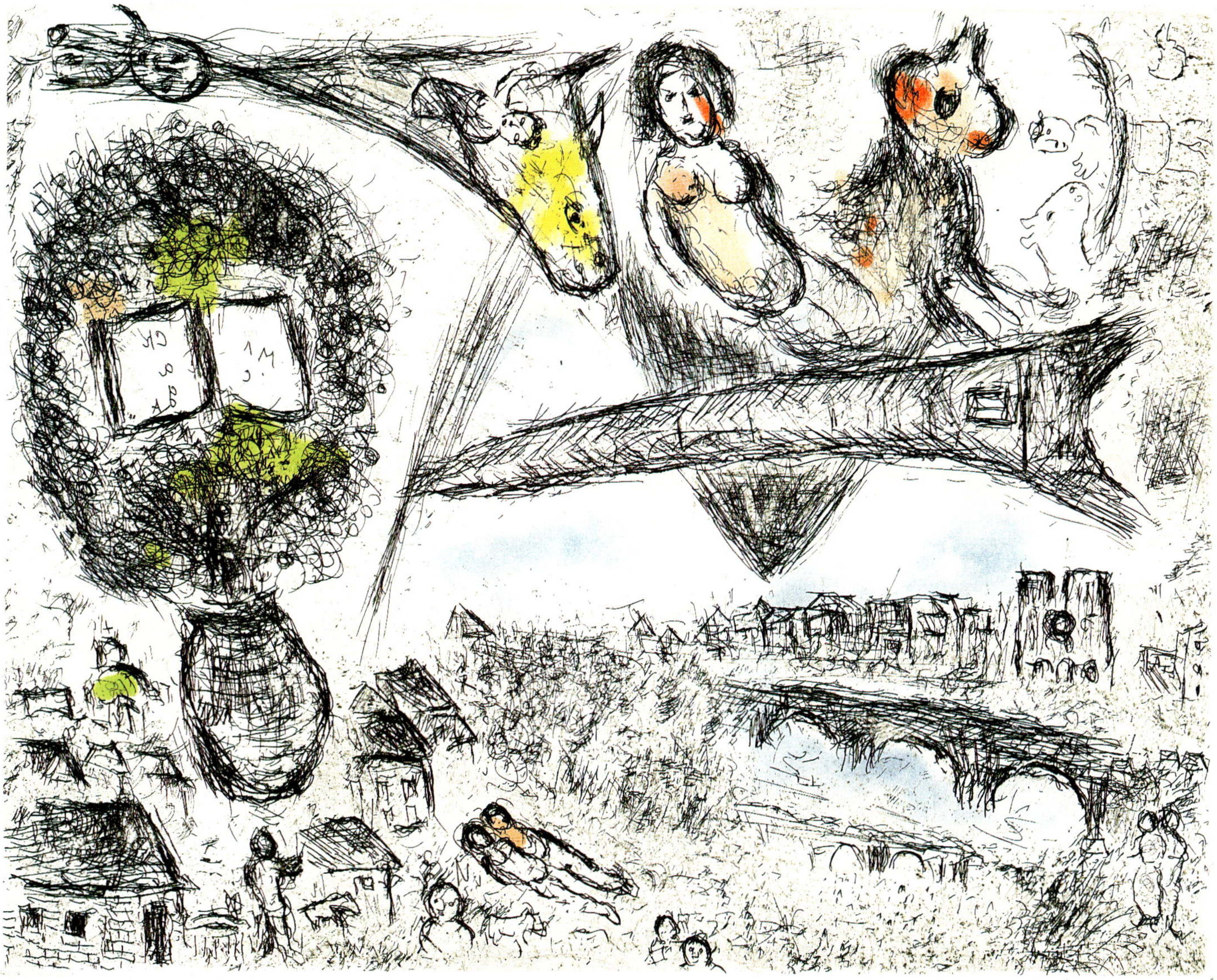

Im Blumenstrauß liegt ein aufgeschlagenes Buch. Man könnte an seine Selbstbiographie »Mein Leben« denken. Um auszudrücken, welches Wohlgefühl ihn im Gedenken an Witebsk durchströmt, hat Marc Chagall in Spiegelschrift seinen Vor- und Zunamen in vor Freude hüpfenden Buchstaben gemalt.

Über dem Strauß links oben sitzt gedankenvoll der Maler. Und seine Gedanken und Gefühle, die aus ihm aufsteigen, verleiblichen sich in einem gehörnten Tierkopf und einer in ihn hineingemalten Frau.

Der Gelbton, die Farbe des göttlichen Bereichs, auch der unverdorbenen Schöpfung, deutet in diesem oberen, über blauem Himmel befindlichen Bereich an, daß die Sehnsucht der Geschlechter Schöpfungsgabe ist. Gedanken und nicht weniger Emotionen gehen und tragen über das Irdische hinaus. Gott will nicht nur gedacht, sondern mehr noch geliebt werden.

Die Frau im Stierkopf ist in ihrer Leiblichkeit gemalt. Gegenüber am rechten Bildrand ist es umgekehrt. Eine Eselin, Symbol des Weiblichen, ist einem Mann zugewandt. Hier ist des Schöpfungsgesetzes der Polarität gedacht.

Der in Gelbton gehaltene Stierkopf schaut zur Mitte, setzt die Bewegung fort. Oberhalb von Paris schwebt über blauem Himmel horizontal der Eiffelturm. Er ist nicht nur kompositorisch Hinweis auf Witebsk, sondern zugleich Trennungslinie, die das Bild in zwei Bereiche teilt. Der untere, irdische Bereich umfaßt Witebsk, Düna, Seine und Paris, der obere – über blauen Himmel hinausgehend – ist in seiner Bildaussage transzendent.

Über dem Eiffelturm ist eine zum oberen Bildrand hin geöffnete Rundform angedeutet, die über sich hinausweist und den in ihr gestalten Bildelementen zusätzliche Dynamik verleiht. Es ist eine Frau in ihrer Leiblichkeit, gebettet in sie umfangendem Federkleid des Hahns, Symbol des Männlichen. Frau und Mann, wieder im Symbol des Hahns, sind nicht nur im Bild miteinander verbunden, sondern mehr noch im Menschsein und in der Liebe, wie der rote Farbton in beiden anzeigt. Aber die Liebe von Frau und Mann ist geschlechtsspezifisch verschieden. Der Mann im Hahn erscheint sehr aktiv. Er streckt sich, strengt sich an in Aufwärtsbewegung. Kopf, Augen, Schnabel zeigen steil nach oben. Die Frau, hochgebettet, zeigt nicht nur ihr geschenkten Liebreiz, sondern will für den geliebten Mann ganz einfach dasein. Ihre Aktivität ist hier die der Hingabe.

Die Rundung mit Frau und Hahn bleibt nach oben offen. In ihr geht es um gemalte Liebe von Mann und Frau, die offen ist und bleibt für die Liebe zu Gott. Liebe besitzt aufsteigende Tendenz und Frau und Hahn scheinen aus Paris aufgestiegen zu sein, denn das Federkleid des Hahns unterschreitet die Trennungslinie in seiner unteren Spitze.

Dem Leben und der Liebe dienen auch die Gotteshauser, wie etwa Notre-Dame und die kleine Kirche in Witebsk. Deshalb hat Marc Chagall in das Dach der Kirche Grün und in das Portal Rot eingebracht. Wo Gott ist, da ist Leben und Liebe.

In diesem letzten Traumbild schlägt Marc Chagall in Dankbarkeit nochmals sein Buch »Mein Leben« auf. Es ist wie im Gedicht: »Meine Liebe ist wie Wasser, versprengt in die vier Himmelsrichtungen«, und sie durchströmt alles, was ihm lieb ist. Witebsk und Paris, Erde, Wasser und blauen Himmel, die Liebe von Frau und Mann feiern seine Farben, und alles weist über sich hinaus. Seine Kunst läßt erleben:

»In meinen Bildern habe ich meine Liebe gemalt.«